Éditions du
cra
m

M O N T R É A L

L'ostéopathie pour votre enfant

Pour contacter l'auteure

Patricia Reid D.O., Ostéopathe

Clinique de Santé Globale Patricia Reid

12, rue Richardson, Beauharnois (Québec) J6N 2T2

Téléphone : 450 225-2122

Site Internet : www.patriciareid.ca

Courriel : patriciareiddo@hotmail.com

Patricia Reid D.O.

ostéopathe clinicienne

L'ostéopathie pour votre enfant

Éditions du
cra
m

Les Éditions du CRAM

1030 Cherrier, bureau 205,
Montréal, Qc. H2L 1H9
514 598-8547

www.editionscram.com

Conception graphique
Alain Cournoyer

Photographies
© Marie-Ève Brazeau © Pietro Biondo

Photographie du chapitre intitulé
L'ostéopathie, le mouvement et votre bébé :
© Pascale-Julie Robinson D.O.

Dépôt légal — 3e trimestre 2015
Bibliothèque et Archives nationales du Québec
Bibliothèque nationale du Canada
Copyright © Les Éditions du CRAM inc.
Nous reconnaissons l'aide financière du gouvernement du Canada
par l'entremise du Fonds du livre du Canada pour nos activités d'édition.

Gouvernement du Québec – Programme de crédit d'impôt
pour l'édition de livres – Gestion SODEC.

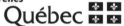

*Société
de développement
des entreprises
culturelles*
Québec

Financé par le gouvernement du Canada
Funded by the Government of Canada | **Canadä**

Distribution au Canada : Diffusion Prologue
Distribution en Europe : DG Diffusion (France),
Caravelle S.A. (Belgique), Transat Diffusion (Suisse)

Catalogage avant publication de Bibliothèque et
Archives nationales du Québec et Bibliothèque et Archives Canada

Reid, Patricia

    [Ostéopathie pour votre bébé]

    L'ostéopathie pour votre enfant

    (Santé)

    Publié antérieurement sous le titre : L'ostéopathie pour votre bébé. Beau-
harnois, Québec : Clinique de santé globale, 2011.

    ISBN 978-2-89721-098-4

    1. Ostéopathie. 2. Nourrissons - Santé et hygiène. I. Titre. II. Titre : Ostéo-
pathie pour votre bébé. III. Collection : Santé (Éditions du CRAM).

RZ341.R44 2015 615.5'33 C2015-941882-8

Imprimé au Canada

Table des matières

Aux bébés...

Afin de les soutenir dans l'expression
de leur potentiel de santé.

Aux parents...

Afin de leur présenter une autre avenue possible
pour agrandir l'équipe multidisciplinaire
autour de la santé de leur enfant.

Remerciements

Je tiens à exprimer ma gratitude

À tous ces bébés qui m'ont tant touchée

À leurs parents, pour leur confiance

À Pascale-Julie Robinson D.O. pour sa précieuse collaboration

Au Dr. Johanne Lavoie pour sa confiance et son soutien professionnel

À Alain Dubreuil D.O. et Dr. Paul Lépine D.O.
pour leurs précieux commentaires

Avertissement

Les propos tenus à l'intérieur de ce livre ne remplacent en rien la visite médicale nécessaire à la santé de votre enfant, ni les rencontres avec les spécialistes des autres disciplines de la santé.

L'ostéopathie constitue un complément aux soins déjà en place.

Ce livre est le fruit de mon expérience clinique et a été rédigé en fonction des expériences et des connaissances que j'ai acquises jusqu'à maintenant, mais aussi et surtout en pensant aux multiples questionnements des parents qui m'ont confié leurs enfant, le temps des soins en ostéopathie. Il sera soutenu selon les recherches disponibles en ostéopathie dans le domaine pédiatrique connues à ce jour.

Les témoignages recueillis reflètent par ailleurs les nombreux commentaires que j'ai pu entendre suite aux traitements en ostéopathie.

Les jeux de mouvements proposés à faire avec votre enfant doivent se faire avec douceur, et il est déconseillé de forcer quand l'enfant résiste au mouvement que vous lui demandez. Ces mouvements sont tout à fait sécuritaires lorsqu'ils sont effectués avec douceur et respect. Vous êtes libre de choisir de laisser l'ostéopathe les faire à votre place.

Avant-propos

En tant que médecin de famille qui soigne principalement les bébés depuis 1979, je constate les bienfaits des soins en ostéopathie pour les enfants. En effet, mon expérience de collaboration auprès de cette profession depuis de nombreuses années me permet de constater des résultats cliniques grandement positifs.

Je réfère les bébés en ostéopathie particulièrement dans les cas où je rencontre un problème de torticolis ou de plagiocéphalie[1]. Parmi toutes les méthodes pour améliorer rapidement le positionnement de votre bébé, les traitements en ostéopathie sont de loin les plus efficaces que j'aie expérimentés. Ce sont des traitements doux et sans danger pour votre enfant. Certains même s'endorment pendant le traitement. Ils sont par ailleurs si efficaces que parfois vous verrez de gros changements dans la posture de votre enfant pendant la consultation, ou sitôt de retour à la maison. Il roulera par exemple sa tête dans les deux directions ou sur le ventre, pourra faire une extension jusqu'à 90 degrés, alors que cela lui était impossible jusqu'à ce jour. Par la suite, il vous sera plus facile de lui faire faire ses exercices pour garder les acquis et même le faire progresser.

....

1   La plagiocéphalie positionnelle est un terme médical qui signifie un aplatissement du crâne. On l'appelle aussi syndrome de la tête plate.

Il est recommandé de choisir un ostéopathe ayant toutes les qualifications requises afin de vous assurer que votre bébé est entre bonnes mains.

J'utilise maintenant l'outil clinique de dépistage précoce pour référence en ostéopathie qui m'a été transmis par Patricia Reid D.O. Il me permet d'intervenir plus rapidement afin d'optimiser les résultats.

Je vous invite à faire de même afin d'avoir un outil de plus pour faire partie intégrante de l'équipe de collaborateurs qui prend soin de la santé de votre enfant.

À la santé des bébés...

Dr Johanne Lavoie

Introduction

Je suis une mère… et une ostéopathe.

Pour moi, le travail le plus important de ma vie demeure celui de parent. Il est à la fois le plus nourrissant et le plus exigeant que je connaisse, malgré une carrière professionnelle bien remplie.

Les nombreux échanges, questions et inquiétudes des parents qui m'ont confié leur enfant, le temps de soins ostéopathiques, m'ont permis de constater le désir grandissant des parents d'en savoir plus sur la santé de leur bébé. La volonté de stimuler la santé le plus naturellement possible semble faire de plus en plus partie d'un nouveau mode de vie.

J'ai constaté dans mes années de pratique – et je le vis aussi comme mère – que la naissance d'un enfant entraîne, dans la majorité des cas, une maladie incurable pour les parents : *Laculpa*. Ce syndrome affecte généralement avec plus d'intensité les femmes que les hommes et reste un défi de tous les jours. *Laculpa* (la culpabilité) frappe sans crier gare dès que l'enfant semble inconfortable ou ne se développe pas selon les chartes habituelles. Elle est aussi communément appelée la *Cédma*… comme dans « c'est d'ma faute » ! Généralement l'entourage aide à augmenter les symptômes par ses divers commentaires : « tu devrais faire ceci ou cela, tu le gâtes trop, pas assez, c'est ton insécurité qu'il ressent », etc. Bref, comme parent, nous devrions être calmes quand notre enfant ne va pas bien, toujours savoir quoi faire, quand le faire et comment régler aisément la situation… Gros programme !

J'ai longtemps rêvé du « guide pour CET enfant », livré à sa naissance… mais il ne semble jamais arriver. C'est pourquoi nous avons besoin de professionnels variés et compétents pour faire équipe et éclairer le chemin à suivre. Il existe aussi le guide « instinct maternel » (malheureusement souvent rejeté), qui me semble un atout précieux à considérer.

Comme mère, j'apprécie avoir plusieurs solutions possibles à un problème afin de pouvoir être libre de choisir le chemin qui me convient le mieux, selon les besoins de mon enfant et selon mes valeurs. C'est avec cette vision que je partage avec vous le fruit de mon expérience clinique de plus de 22 ans de pratique et d'approfondissement de mes connaissances en tant qu'ostéopathe. J'ai constaté que plusieurs problèmes de santé chez les bébés et enfants pourraient être évités, ou réglés rapidement lorsqu'ils surgissent, par le biais de soins en ostéopathie. J'ai développé, à partir de ces expériences cliniques, le guide pratique que voici pour vous accompagner comme parents en vous proposant une avenue de solution naturelle à certaines difficultés de santé, dont les otites, le reflux gastro-œsophagien (RGO), la plagiocéphalie, l'irritabilité, la constipation ou l'asthme.

Je m'adresse à vous, chers parents, pour vous permettre de mieux connaître l'ostéopathie et ce qu'elle peut vous apporter, afin de soutenir la santé de votre enfant, tant sur le plan préventif que curatif. Je vous propose ici un canevas de base, avec des points de repère à observer à travers des réalités, symptômes ou difficultés, ainsi qu'au moyen de certains mouvements à effectuer sous forme de jeu avec votre enfant, afin de vérifier si celui-ci pourrait bénéficier de soins en ostéopathie.

D'abord, voici un aperçu de ce qu'est l'ostéopathie.

L'ostéopathie

L'ostéopathie est une médecine manuelle qui « vise entre autres à redonner des axes de mouvements, de la mobilité et de la vitalité à l'ensemble du corps, à libérer les fonctions et les interrelations des différents systèmes et à favoriser l'équilibre de l'organisme ». L'objectif est de permettre au patient de vivre plus de confort, plus de liberté dans son corps, et ainsi de le soulager de multiples souffrances, tout en participant à optimiser son potentiel de santé.

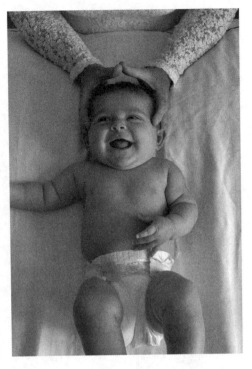

L'ostéopathie est basée sur une connaissance approfondie de l'anatomie et de la physiologie. Elle offre une solution à de nombreux maux des enfants.

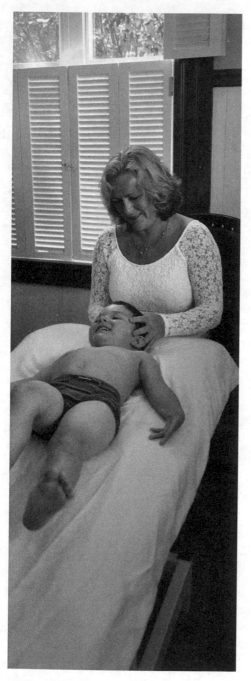

L'ostéopathe

L'ostéopathe recherche la cause du symptôme et travaille pour intervenir le plus possible à la source du problème de manière spécifique, par des mouvements effectués avec ses mains.

L'expression de la santé est son point de référence.

Parlons maladie ou parlons santé...

Que préférez-vous?

Il y a toujours plusieurs manières de regarder une situation. Je dis souvent que l'on peut voir la pointe d'un iceberg et que si on se déplace autour de celui-ci de seulement 1 mm, nous avons une tout autre vision de la même réalité... et ce n'est toujours que la pointe de l'iceberg!

Je vous invite donc simplement à une réflexion sur la vision qui vous « parle » le plus pour chacune des situations que vous allez rencontrer au fil de la vie avec votre enfant.

J'ai observé, au cours des années, que la vision la plus répandue, dans le monde médical comme dans le public, consiste à supprimer la maladie ou la problématique, soit en médicamentant, soit en opérant. Ainsi, si votre enfant fait une otite, on lui prescrira des antibiotiques, et si cette situation se répète régulièrement, on lui posera des tubes dans les oreilles. Cela est logique et approprié.

Mais vous, comment pourriez-vous, tout en soulageant médicalement votre enfant dans les états d'urgence, compléter votre intervention par un geste guidé davantage par la santé que par la maladie? Que se passe-t-il pour lui? Comment peut-on stimuler son système immunitaire? Vous pouvez revoir ses habitudes de vie (dort-il assez ? mange-t-il bien? fait-il assez d'exercice?). Vous pouvez aussi vous demander s'il a des contraintes dans la mécanique du corps qui pourraient être travaillées par le biais de l'ostéopathie.

Je compare souvent le corps (notre véhicule) à une voiture. Nous en faisons un entretien de routine à chaque 5000 ou 6000 km, sans présence de symptôme, simplement à titre préventif. Nous la réparons s'il y a eu un accident qui a endommagé la carrosserie.

Avant de prendre la route, chaque véhicule est minutieusement inspecté par des gens compétents pour s'assurer de son alignement et de la qualité de sa mécanique.

Bien sûr, la comparaison est un peu singulière et l'importance de notre enfant dans notre vie est d'une valeur incomparable et inestimable. Il n'en demeure pas moins que même si le processus de naissance du bébé s'est généralement bien passé, une inspection de routine périodique me semble appropriée.

Pour certains bébés, la naissance peut s'être déroulée avec moins de facilité. Il arrive que ceux-ci pleurent beaucoup, vomissent, aient de la difficulté lors de l'allaitement, aient un torticolis congénital (la tête toujours inclinée ou tournée du même côté), etc. De plus, les multiples chutes des enfants ne devraient-elles pas être « réparées » ?

Nous croyons, à tort, que notre corps et celui de nos enfants sont faits pour rouler à 100 km à l'heure, sans entretien. Pourtant l'aventure de la naissance, de l'apprentissage de la marche et les multiples chutes, chocs ou accidents – sportifs ou autres – ont souvent des conséquences sur la mécanique corporelle.

Il est commun d'entendre que si les enfants se plaignent de douleurs quelconques, c'est pour avoir de l'attention ou pour manipuler leur entourage. En ce qui me concerne, j'ai plutôt tendance à faire confiance aux enfants, à croire en leur candeur et en leur capacité à bien sentir ce qui se passe dans leur corps, ainsi qu'à leur facilité à nommer leurs malaises mécaniques. Dans notre voiture, c'est facile, la lumière « vérifier moteur » s'allume. Mais l'enfant, lui, privé de signal lumineux, peut développer toutes sortes de symptômes, parfois banalisés ou incompris, surtout s'il n'y a pas de solution médicamenteuse possible.

Pourtant, entre la santé et la maladie, il y a un très large spectre d'actions possibles avec l'ostéopathie.

Grandes figures de l'ostéopathie

Docteur Andrew-Taylor Still
fondateur de l'ostéopathie, (1828-1917)

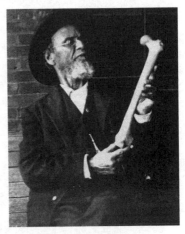

Le docteur Andrew-Taylor Still est né en 1828. Au fil des ans, il a été tour à tour médecin, ingénieur, pasteur et chirurgien.

C'est en jumelant ses connaissances des lois physiques du génie mécanique et hydraulique avec celles qu'il avait de l'anatomie et de la physiologie humaine qu'il a fait progresser ses recherches pour élaborer de nouvelles conceptions de la médecine. Il explora avec le désir de comprendre la logique de la santé et de la maladie. « Toutes les autorités que j'avais rencontrées ne pouvaient détacher leurs yeux des effets pour les tourner vers les causes ». Docteur A.T. Still s'est donc appliqué à la recherche de la cause des symptômes.

En 1865, une épidémie de méningite a causé la mort de quatre membres de sa famille, dont trois de ses enfants. Le docteur Still fut alors déchiré et traumatisé par l'impuissance de la médecine et de la religion à soulager la maladie. Il mit dès lors toute sa détermination à trouver un procédé pour soigner plus efficacement.

Puis, en 1874, lors d'une pandémie, il aurait guéri 18 cas de dysenterie par des manipulations ostéopathiques. Riche de ses expériences et de sa compréhension, il développa alors les principes fondateurs de l'ostéopathie.

Il a fondé, en 1891, *The American School of Osteopathy* à Kirksville, au Missouri, où il partagea sa vision et ses découvertes, et enseigna la médecine ostéopathique en tant que science, philosophie et art.

Il décéda le 12 décembre 1917, à l'âge de 89 ans.

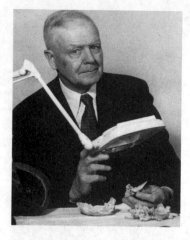

Docteur William Garner Sutherland
pionnier du concept crânien, (1873-1954)

Le docteur William Garner Sutherland, né en 1873, fut l'élève du docteur Still. Fasciné par les différents os du crâne, c'est en désarticulant minutieusement une boîte crânienne qu'il confirma sa conviction d'articulations mécaniques précises et intelligemment organisées. En effet, le crâne est constitué de 29 os distincts dont certains sont biseautés de façon réciproque, d'autres en forme d'ondulations, d'engrenages et autres réalités mécaniques anatomiques, permettant un mouvement interarticulaire.

Il explora alors son propre crâne avec des systèmes de bandages, un gant de baseball et posa même son crâne sur une balançoire molle pour soulager son mal de tête... avec succès.

En 1939, suite à 40 années de recherches le docteur Sutherland décrit la mobilité rythmique des os du crâne. À cette époque, il n'existait pas encore d'études scientifiques prouvant ce phénomène perceptible pour les mains sensibles et entrainées (le « mécanisme respiratoire primaire »).

Il transmit, par le biais de l'enseignement, sa vision et son expérience clinique.

Ainsi, il pratiqua sa profession au service de grand nombre de bébés afin de les soulager de leurs souffrances.

En 1946, il fonda la première association d'ostéopathie crânienne, The Cranial Academy, encore active aujourd'hui pour la profession d'ostéopathe aux États-Unis.

Plusieurs publications sont disponibles sur sa vision, ses recherches et son concept crânien.

Docteur Sutherland décéda en 1954, à l'âge de 81 ans.

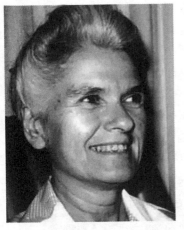

Docteure Viola M. Frymann D.O.
ostéopathe, clinicienne et chercheuse, particulièrement auprès des bébés et des enfants

La docteure Viola M. Frymann est née en 1921. Elle a complété son cours de médecine en Californie à la suite duquel elle s'est inscrite à une formation en ostéopathie crânienne donnée par le docteur Sutherland.

Elle écrit, dans son ouvrage *L'ostéopathie en hommage aux enfants*, que : « Le premier exposé de William Garner Sutherland traitait du vomissement chez le nouveau-né. Il y décrivait le rapport entre le traumatisme de naissance et la déformation de l'occiput affectant le nerf vague. Selon lui, il suffisait d'une technique simple et rapide pour résoudre promptement le problème. Moi qui venais de perdre un bébé aux vomissements incontrôlables, malgré tout ce qui avait été recommandé, je ne pouvais pas en croire mes oreilles. C'était trop logique et trop simple. Et c'est vrai, l'accouchement avait été difficile et mon bébé était né avec une tête déformée. Je devais absolument vérifier le bien-fondé de cette théorie. »

Docteure Frymann appliqua cette technique pour tous les bébés qui la consultaient et qui étaient aux prises avec un problème de vomissement, souvent avec succès. Elle arrivait à en guérir beaucoup. Elle choisit alors de consacrer sa vie professionnelle à l'approfondissement de l'ostéopathie par l'expérimentation, la recherche et l'enseignement.

Elle est la fondatrice du *Osteopathic Center for Children* à Pomona, en Californie, mis sur pied en 1982. C'est dans ce centre qu'elle a pu réaliser ses nombreux projets de recherche.

Reconnue mondialement pour son apport aux soins des bébés et des enfants par le biais de l'ostéopathie, elle est l'auteure de multiples publications scientifiques.

En 1971, docteure Frymann a publié le fruit de son étude des mouvements rythmiques du crâne. « Les enregistrements nous montrent qu'il existe une motilité crânienne qui est distincte de la motilité du pouls vasculaire et de la respiration thoracique, et qui est à la fois plus lente qu'elle, et que ce mouvement peut être enregistré sur un appareil de détection ». La palpation de ce mouvement est spécifique à l'ostéopathie et est appelée le « mécanisme respiratoire primaire ».

Aujourd'hui, plusieurs autres études scientifiques prouvent la présence d'un mouvement rythmique au niveau des os du crâne.

À ce jour, docteure Frymann est toujours active au sein de la profession d'ostéopathe.

Tout comme le sang qui circule à travers les veines est perçu par la main et non par l'œil, il existe dans le corps un mouvement d'expansion-rétraction, de gonflement-dégonflement, indépendant de la respiration thoracique, invisible à l'œil mais perceptible par des mains entrainées. C'est le mécanisme respiratoire primaire.

Les grands fondements
de l'ostéopathie

Tiré de *Philosophie de l'ostéopathie* de A.T. Still (traduit, présenté et annoté par Pierre Tricot) :

« *L'unité de tout système vivant : chaque partie vit pour et par l'ensemble.*

L'étroite relation de la structure et de la fonction.

Le mouvement (changement) comme manifestation première de la vie.

La nécessité de la libre circulation des fluides au sein d'un système vivant.

La capacité du corps à produire les substances nécessaires à son bon fonctionnement.

La faculté d'un organisme vivant à s'autoréguler et à surmonter la maladie.

Les lois de cause à effet.

L'inconnaissable. »

Les fondements de l'ostéopathie sont logiques et simples. Pour imager certains de ces principes voici quelques exemples :

Nous observons que le bébé qui fait des reflux gastro-œso-phagiens (RGO) a souvent une tendance à se cambrer vers l'arrière (zone réflexe digestive des vertèbres dorsales) et parfois même à envoyer ses bras à l'arrière. Le corps en entier réagit à cette difficulté digestive.

Un exemple chez l'adulte; il vous est sûrement arrivé de vous blesser au pied et d'avoir à modifier votre démarche. Il est possible que cela ait entrainé un changement dans votre posture et des douleurs de genoux ou de dos, par compensation.

Lorsque la structure (os, muscles, organes) est bloquée, la fonction (qui s'exprime par la capacité de bouger, la circulation du sang et le fonctionnement des nerfs et des organes) peut être modifiée. C'est par des manipulations à la fois douces, précises et fermes que l'ostéopathe tend à réaligner les structures du corps entre elles afin de stimuler la fonction, permettant ainsi au corps de retrouver un meilleur équilibre global.

Le sang étant la nourriture première du corps, une modification de son flot peut avoir des répercussions à long terme sur les différents tissus du corps humain. Les modifications sont parfois lentes et subtiles, mais elles pourraient être à la source de certains symptômes rencontrés.

À propos du crâne

Le mouvement des os du crâne est permis, entre autres, grâce aux articulations multiples des os les uns en lien avec les autres. Chez le bébé, ces articulations ne sont pas encore formées et s'ossifient graduellement au fil du temps, certaines se solidifiant seulement entre 18 et 25 ans.

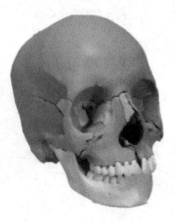

Rappelons que le crâne est constitué de 29 os distincts dont certains sont biseautés de façon réciproque, d'autres en forme d'ondulations ou d'engrenage et autres réalités mécaniques anatomiques permettant un mouvement interarticulaire.

Chez le bébé, à cause de ses qualités membraneuses par ses fontanelles, le crâne est capable d'une grande adaptabilité qui lui permet de créer son passage dans le bassin de la mère à travers le processus de naissance.

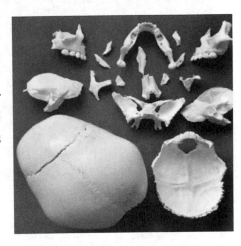

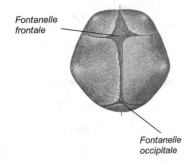

Fontanelle frontale

Fontanelle occipitale

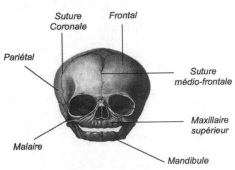

Suture Coronale

Frontal

Pariétal

Suture médio-frontale

Maxillaire supérieur

Malaire

Mandibule

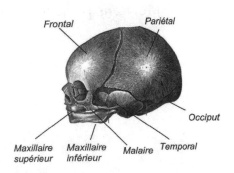

Frontal

Pariétal

Occiput

Maxillaire supérieur

Maxillaire inférieur

Malaire

Temporal

Les différentes formes de crâne

L'observation de la forme du crâne fait partie intégrante de l'évaluation ostéopathique du bébé. Elle indique à l'ostéopathe des possibilités de blocages interarticulaires.

Mon expérience et mes connaissances me font croire à un raisonnement simple et logique. Le crâne prend de l'expansion avec la croissance du bébé, tout comme un ballon que l'on gonfle graduellement et doucement. S'il est libre, alors sa forme sera ronde et uniforme. S'il a une partie plus dense, ou si nous l'appuyons contre un mur, alors il prendra une forme asymétrique. Il pourrait en être ainsi pour le crâne du bébé qui se développe de manière asymétrique à cause d'un blocage articulaire.

Plus le bébé est jeune, plus le crâne est malléable. Nous avons donc avantage à traiter le plus tôt possible une asymétrie crânienne afin d'obtenir de meilleurs résultats. L'ostéopathe pourra ainsi repérer rapidement les blocages pouvant occasionner des répercussions ailleurs dans le corps.

Si vous reconnaissez votre bébé à travers les différents types de crânes dessinés sur la page suivante, l'ostéopathe pourrait l'aider à obtenir une boîte cranienne plus symétrique et ronde, dans l'objectif de faciliter une meilleure santé.

Formes de crâne

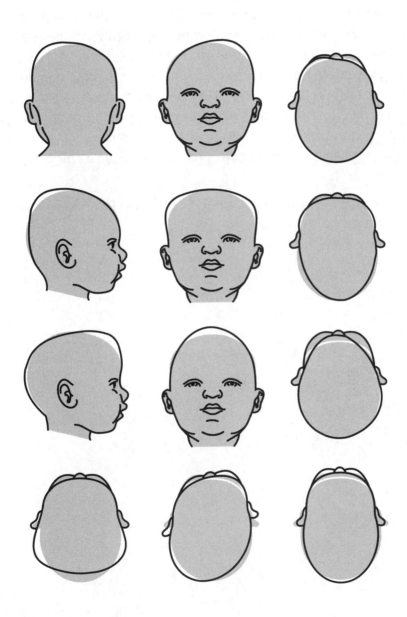

Le processus de la naissance

Lors de la descente du bébé dans le bassin de la mère, les os du crâne se chevauchent comme les pétales d'une rose en bourgeon. À sa sortie du bassin de la mère, les os reprennent leur place et la fleur s'ouvre en prenant son expansion naturellement avec le premier cri du bébé. Cependant, il arrive que les os du crâne restent avec certains chevauchements ou que certaines autres structures anatomiques subissent une force de compression engendrant ainsi des difficultés mécaniques corporelles.

Observez, sur la page suivante, l'adaptation de la tête du bébé dans sa descente.

Mécanisme de l'accouchement

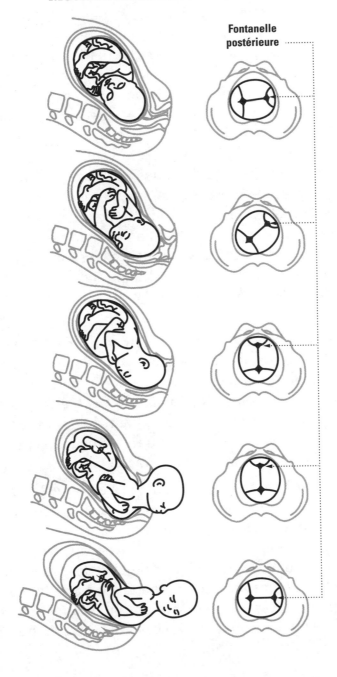

Fontanelle postérieure

Dr. Viola M. Frymann D.O. mentionne que : « Dans le processus de la naissance, la région occipitale de la tête du bébé (arrière de la tête) pénètre dans la filière génitale et accentue le processus de dilatation enclenché par les membranes qui contiennent le liquide. Si la dilatation se fait efficacement et progressivement et que la taille de la tête du bébé est proportionnelle aux dimensions du bassin de la mère, le bébé est poussé par la force des contractions rythmiques de l'utérus vers le bassin et il traverse la filière génitale jusqu'à l'accouchement. Par contre, si la dilatation ne se fait pas progressivement, ou que la tête est trop grosse, ou que la tête n'est pas totalement repliée sur la cage thoracique ou que les poussées de travail sont trop fortes, pour ne nommer que ces facteurs, alors la tête du bébé sera comprimée à plusieurs niveaux dont celui du bassin, et des courbes compensatoires pourront alors se produire dans la colonne vertébrale du bébé au cours de sa descente. »

Dans l'étude de la docteure Frymann sur 1250 bébés, les blocages répertoriés étaient de différentes importances (légers, modérés ou sévères) et les bébés pouvaient être sans symptômes apparents. Cependant, plus les blocages étaient sévères, plus les bébés présentaient des symptômes tels l'irritabilité, le vomissement, le tremblement, les problèmes digestifs et un tonus musculaire exagéré.

Une recherche en ostéopathie, réalisée en 2002 par André Croteau et Pascale-Julie Robinson, a illustré que le traitement ostéopathique précoce pouvait améliorer la condition neuromotrice et neurosensorielle du nouveau-né avec naissance non-conventionnelle (travail actif de plus de 18 heures ou de moins de 3 heures, utilisation de forceps et/ou de ventouse, césarienne, naissances induites par médication, naissances avec présentation autre, naissances avec dystocie de l'épaule et/ou fracture de clavicule ou lors de naissances avec un APGAR ≤ 7.

Dans cette recherche, c'est par l'utilisation de la « Grille d'évaluation de la condition neuromotrice » de Claudine Amiel-Tison et Julie Gosselin et du « Infant Toddler Sensory Profile » que cette tendance clinique se dessine. Les observations et les commentaires des parents recueillis nous permettent de croire que les soins en ostéopathie peuvent améliorer l'état de santé général des bébés. Les auteurs concluent en affirmant que le traitement ostéopathique mérite sa place parmi les choix offerts aux nouveaux parents à titre de soins de santé pour leur nouveau-né.

Témoignage

En 2002, je donnais naissance à ma belle petite princesse. Elle était parfaite, belle petite tête toute ronde, lèvres en cœur et en parfaite santé. Lorsque de notre retour à la maison, j'ai remarqué que lorsqu'elle était couchée à plat sur le dos, elle avait de la misère, on aurait dit qu'elle allait s'étouffer, elle avait, selon moi, des reflux gastro-œsophagiens. Tout mon entourage me disait que c'était normal, que je ne devrais pas m'en faire avec ça. Je les ai écoutés, car ayant vécu de très près un cas de « mort subite du nourrisson », je croyais qu'étant marquée par ceci, mon jugement était altéré. Au fil des semaines, ma fille avait toujours de la difficulté et j'étais toujours très inquiète alors j'en ai parlé avec le pédiatre qui m'a référé l'ostéopathie. Au premier rendez-vous, l'ostéopathe a traité ma fille et à mon retour à la maison, j'ai déposé ma fille qui dormait paisiblement sur mon lit. Après quelques secondes, elle aurait fait la grimace et aurait gigoté pour que je l'incline comme je le faisais habituellement. Mais non... Quelle merveilleuse image..., ma fille de 3 mois qui dort paisiblement à plat sur le dos. Fini les reflux, ma fille a pu dormir dans son beau lit à partir de ce jour. J'aurais dû me faire confiance et faire traiter ma fille dès sa naissance. L'accouchement est aussi difficile pour les bébés, ils se font tirer sur la tête, etc. Merci à mon ostéopathe pour ce soulagement car moi aussi j'ai pu dormir par la suite.

Nancy Aylwin

Témoignage

Ma petite Lexia a eu une naissance difficile, elle a dû naître par césarienne d'urgence à 36 semaines et elle a eu besoin d'aide respiratoire à la naissance. J'avais souvent entendu parler des bienfaits de l'ostéopathie. Bien que sceptique face à cette médecine douce tellement abstraite à mes yeux, j'ai décidé de consulter pour Lexia, le but premier étant de prévenir, pour m'assurer que son développement se fasse en douceur. Dès le premier traitement j'ai rapidement constaté des différences de mobilité sur mon bébé. L'ostéopathe a tout de suite détecté des raideurs au niveau du cou et des hanches de mon bébé. De retour à la maison, nous avions un bébé plus mobile et plus à l'aise dans son corps. Cette médecine douce a eu un impact positif sur ma petite Lexia et je compte maintenant incorporer l'ostéopathie dans notre mode de vie.

Emanuelle Roy

Heureusement, ce ne sont pas tous les bébés qui vivent difficilement l'aventure de la naissance et il est bon de reconnaître aussi un bébé à l'aise dans son corps.

Un bébé à l'aise dans son corps

- A un regard vif et présent.
- Est calme.
- Sourit volontairement à partir de 2 mois.
- A une forme de tête plutôt arrondie et assez symétrique.
- Dort de 12 à 16 heures par jour.
- Peut faire jusqu'à 10 selles par jours pendant les 6 premières semaines puis, de 2 à 5 selles par jour. Certains bébés font seulement 1 selle par semaine et tant qu'elles sont molles, il n'y a pas matière à s'inquiéter.

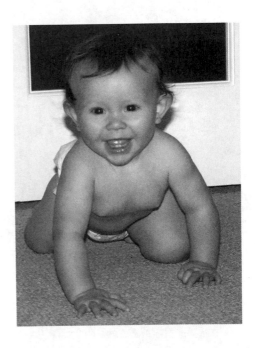

Jeux de dépistage

Plusieurs raisons pourraient vous amener à consulter un ostéopathe pour votre bébé.

1ère partie : Observations

Bien que je croie aux bienfaits des traitements d'ostéopathie pour tous les bébés suite à l'aventure de la naissance, voici 15 raisons courantes de consultation :

Si bébé…

- a eu une naissance difficile (longue, intense, arrêt de progression, besoin d'intervention médicale) ;
- pleure beaucoup sans raison apparente (et que vous commencez à pleurer avec lui) ;
- a des coliques (il est pertinent ici d'éliminer une intolérance aux protéines bovines avant de consulter en ostéopathie. Vous devriez aussi avoir l'avis de votre médecin) ;
- a un torticolis congénital ;
- a des reflux gastro-œsophagiens (RGO) ou vomit en jet (une consultation médicale est indiquée) ;
- a une forme de crâne asymétrique (tête en forme de banane, front très proéminent ou très effacé, un œil plus petit que l'autre, etc.) ;

- a ou développe graduellement une plagiocéphalie (tête plate) ;
- est inconfortable à plat ventre ;
- se pousse souvent à l'arrière, de façon exagérée, comme pour vous sortir des bras ;
- fait des otites à répétition ;
- a un canal lacrymal bloqué (un œil coule toujours) ;
- a une limitation avec un bras (Ex. : difficulté à laver l'aisselle, fracture de la clavicule) ;
- a une difficulté dans une des étapes de son développement neuro-moteur (ex : il rampe seulement avec les bras ou les jambes ou d'un seul côté, il marche à 3 pattes ou avance sur les fesses etc.) Voir le chapitre : L'ostéopathie, le mouvement et votre enfant ;
- a de la difficulté lors de l'allaitement ;
- vous souhaitez simplement une vérification en ostéopathie pour le plaisir de la prévention.

Témoignage

J'ai consulté l'ostéopathe lorsque ma petite fille avait deux mois, pour aider à traiter le reflux gastrique, des jambes arquées, une tête légèrement plate ainsi que des raideurs au cou.

Lors des premières séances, une amélioration s'est tout de suite fait sentir.

Mon bébé bouge maintenant avec souplesse, est moins tendu et est plus à l'aise dans son corps. Aussi, sa tête a repris une belle forme ronde et ses jambes sont plus droites.

Les manipulations de l'ostéopathe ont été faites avec respect et toujours en douceur.

Je recommande grandement ces soins aux nouvelles mamans.

Grâce à ces traitements ostéopathiques, nous avons pu retrouver une petite fille joyeuse et en meilleure santé.

Julie Plante

Tableau des signes et symptômes
pour consultation en ostéopathie

1ère partie : Observations	Présent	Absent
Naissance difficile		
Pleure beaucoup		
Coliques		
Torticolis congénital		
Reflux gastro-œsophagiens (RGO)		
Vomissement		
Crâne asymétrique		
Plagiocéphalie		
Inconfortable à plat ventre		
Se pousse beaucoup à l'arrière		
Otites		
Canal lacrymal bloqué		
Limitation d'un bras		
Difficulté neuro-moteur (tourner, s'asseoir, ramper, quatre pattes, marcher)		
Difficulté à téter		
Prévention		

Tableau des signes et symptômes
pour les enfants

Pour votre enfant, vous pourriez consulter si :

1ère partie : Observations	Présent	Absent
Il fait des otites a répétition		
Il a des troubles respiratoires		
Il se plaint de maux de jambes		
Il a des maux de tête		
Il a des maux de dos		
Il a une posture asymétrique		
Suite à une fracture		
Suite à un choc à la tête		
Dans le cadre d'une visite annuelle pour « réparer » les chutes de l'année !		

2ᵉ partie : Jeux de mouvements

« Une structure doit garder sa mobilité pour autoriser une fonction harmonieuse. »

Je vous invite à vérifier l'expression de la mobilité de votre bébé puis de votre enfant à travers de simples mouvements effectués sous forme de jeux.

Points de repère

Sachez que, comme image globale du développement du bébé, celui-ci se développe à travers un processus continu fluctuant pour lui, et fluctuant aussi d'un enfant à l'autre.

Néanmoins, globalement le bébé passe graduellement de sa position de naissance (c'est-à-dire en boule replié sur lui-même avec les bras et les jambes fléchies) vers une ouverture de plus en plus grande, autant de ses bras, de ses jambes que de son tronc. Ainsi, nous pouvons constater qu'un bébé naissant allonge difficilement ses jambes parce qu'il tend à préserver sa position de flexion de hanche. Donc, le bébé en bas âge qui se pousse à l'arrière et/ou se pousse sur ses jambes raidies pourrait nous indiquer un inconfort, une tension des muscles du dos, du bassin ou des jambes. Dans le chapitre *L'ostéopathie, le mouvement et votre enfant*, vous trouverez les points de repère sur ce que font généralement les enfants selon leur groupe d'âge.

Afin de faciliter les jeux de mouvements, assurez-vous de choisir un temps durant lequel votre bébé est en forme et de bonne humeur. S'il pleure, il sera tendu et il vous sera plus difficile d'avoir l'heure juste.

Il est important de se rappeler tout au long de ces jeux de mouvements que le but est de vérifier le mouvement que votre bébé **peut** faire, donc **arrêtez** dès qu'il y a résistance de sa part. Il est inutile, voire déconseillé, de forcer votre bébé dans ses mouvements.

Mouvement des hanches (flexion, rotation, extension)

Position
Le bébé est couché sur le dos et vous êtes face à lui.

Les mouvements se font en trois temps :

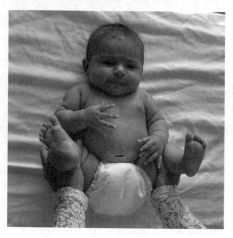 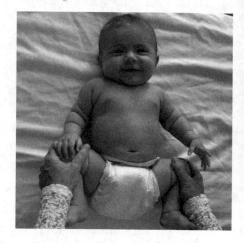

1. Vos pouces sont sous ses genoux et amenez ceux-ci vers son ventre, afin de vérifier sa capacité de flexion des hanches.

2. Vos mains enveloppent ses genoux et induisent une rotation des hanches.

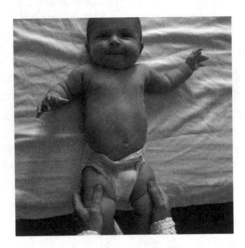

3. Ensuite, amenez ses jambes à s'allonger avec vos pouces sur ses cuisses.

Résultats

Les hanches sont souples et elles réagissent également des deux côtés. Dans le cas d'une limitation de mouvement, globalement ou d'une différence de possibilité de mouvement entre la droite et la gauche, je vous invite à faire évaluer votre bébé par un ostéopathe.

Mouvement vertébral antérieur

Position

Installez-vous aux pieds de votre bébé et saisissez ses deux jambes.

Les mouvements se font en deux temps :

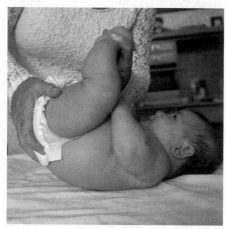

1. Amenez les pieds vers la tête ;

2. Avec les deux pieds dans la même main et l'autre au niveau des fesses, soulevez le bassin.

Résultats

Les jambes ainsi que le bassin se laissent soulever et une courbure vertébrale s'installe avec aisance, tout comme le tonus correspondant.

Dans le cas d'une tension de la chaine musculaire postérieure, la courbure est minime ou absente. Le dos présente des raideurs à considérer.

Il est aussi possible que la courbure soit présente de manière illimitée, signifiant alors un besoin de référence médicale.

Mouvement vertébral postérieur

Position

Celle-ci demande que votre bébé soit couché sur le côté.

Maintenez le bas de son dos au niveau de sa colonne lombaire d'une main, et de l'autre, maintenez ses jambes.

Le mouvement

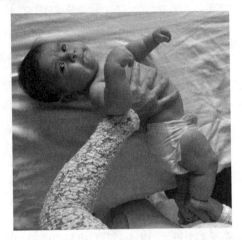

Amenez les jambes vers l'arrière avec lenteur. Votre prise est ferme et douce à la fois.

Résultats

Le bébé se laisse faire et accepte ce mouvement de façon modérée avec le tonus correspondant.

Mouvement d'inclinaison latérale vertébrale (le croissant)

Position

Vos mains enveloppent le bassin de votre bébé et vos pouces permettent une flexion de la hanche à 90°.

Le mouvement

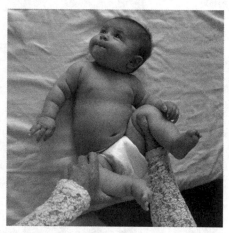

Amenez une flexion latérale du bassin de façon importante en remontant le bassin vers le crâne du même côté. Faites des 2 côtés.

Résultats

Une courbure s'installe de bas en haut donnant au corps l'allure d'un croissant ou d'un C.

Dans l'éventualité où la tête du bébé se déplace du côté opposé lors de la flexion latérale (bébé présente plutôt un I qu'un C), je vous recommande de vérifier avec un ostéopathe.

Mouvement des trapèzes et des épaules (mouvement du foulard)

Position

Votre bébé est couché sur le dos. Vous êtes face à lui, une main à l'arrière de sa tête et votre coude en appui sur la table pour être libre de stabiliser doucement sa tête droite. Avec votre autre main, enveloppez doucement le poignet de votre bébé.

Le mouvement se fait en deux temps :

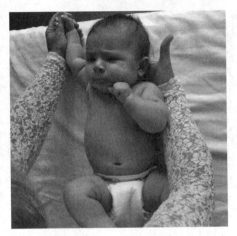 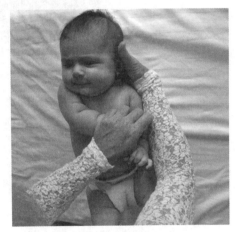

1. Levez son bras.

2. Induisez un mouvement vers l'épaule opposé, aussi loin que possible (comme pour lancer un foulard). Faites des 2 côtés.

Résultats

Le mouvement varie selon l'âge du bébé et est similaire des deux côtés : le nouveau-né offre une résistance très forte au mouvement. Celle-ci diminue graduellement. Vers trois mois, le coude du bébé arrive au niveau de son mamelon. Vers six mois, son coude rejoint le sternum (centre de la cage thoracique). Vers neuf mois, la résistance est nulle ou presque nulle ; ainsi, le bras fait presque le tour du cou.

Mouvement de rotation de la tête

Position

Cette fois, le bébé est couché sur le dos, sa tête près de vous. Vous êtes en bout de table, la main gauche sur son épaule gauche, afin de la maintenir en place et de l'empêcher de se soulever.

Le mouvement

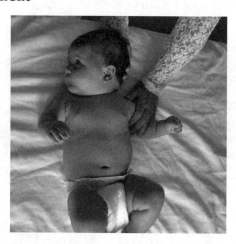

Votre main droite prend avec douceur la tête de votre bébé pour stimuler une rotation droite en attirant son regard par un jouet, votre voix ou votre visage. Répétez de l'autre côté.

Résultats

Chez le bébé naissant et jusqu'à deux mois, la tête tourne à 45° des deux côtés.

À partir de deux mois, le menton devrait pouvoir se rendre jusqu'à l'épaule et ce, de façon similaire des deux côtés. Si la tête a tendance à aller vers l'arrière ou que l'épaule sous votre main lève pour réussir ce mouvement, il est possible que le bébé ait une limitation dans le mouvement des structures anatomiques concernées.

Mouvement d'inclinaison de la tête

Position

Votre bébé est dans la même position. Vous êtes à la tête du bébé, la main gauche au niveau de son épaule gauche et votre main droite sous sa tête.

Le mouvement se fait en deux temps :

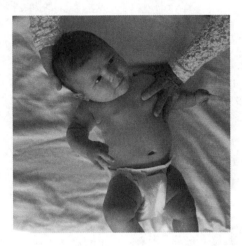

1. Soulevez légèrement la tête du bébé ;

2. Proposez une inclinaison latérale droite en amenant l'oreille du bébé vers son épaule droite. Changez vos mains et faites de l'autre côté.

Résultat

Le mouvement est fluide et possible de façon similaire des deux côtés. L'épaule opposée à l'inclinaison reste bien en place. Une limitation dans le mouvement, une différence dans le mouvement droite-gauche ou un soulèvement réflexe de l'épaule pourrait indiquer un blocage pouvant être soulagé par le biais de l'ostéopathie.

Mouvement des membres supérieurs

Position
Votre bébé est face à vous et vous enveloppez ses poignets.

Le mouvement se fait en trois temps :

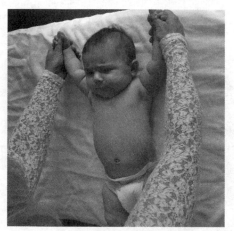 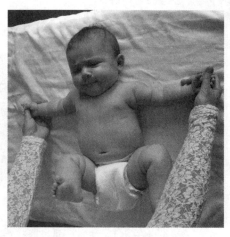

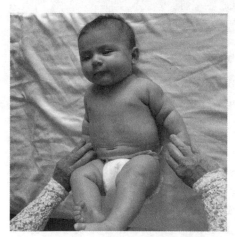

1. Amenez ses bras vers le haut ;

2. Amenez ses bras de côté vers l'extérieur ;

3. Amenez ses bras vers le bas et l'intérieur.

Résultats
Une limitation de mouvement d'un bras ou une attitude du bébé à garder un bras contre son corps permet de suspecter une difficulté, soit au niveau de la clavicule ou d'un des os du membre supérieur.

Mouvement des membres inférieurs

Position

Votre bébé est face à vous et vous enveloppez ses genoux.

Le mouvement

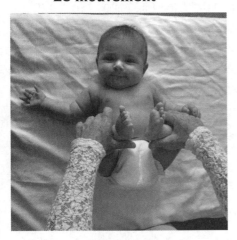 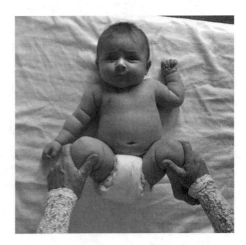

Faites une rotation au niveau des genoux de votre bébé dans un sens et dans l'autre. Ceci induit une rotation interne puis externe de la jambe. Vérifiez la souplesse des jambes.

Résultat

Le mouvement s'exprime habituellement de façon similaire des 2 côtés. Par contre, un pied plus tordu, en rotation interne ou externe ou une asymétrie des membres inférieurs dans leur forme ou leur capacité de mouvement permet de dépister qu'il pourrait y avoir une limitation de mouvement entre les articulations.

Réflexe de succion

Une fois vos mains bien propres, mettez votre petit doigt dans la bouche de votre bébé et vérifiez si son réflexe est de sucer ou de mordre. Le réflexe du nouveau-né est de sucer de façon efficace, forte, rythmée. Il aspire votre doigt. S'il vous mord, cela nous permet de croire que le réflexe de succion est difficile pour lui. Pour votre ostéopathe, il s'agit d'un signe potentiellement lié à un blocage à la base du crâne influençant le nerf glossopharyngien responsable de la succion.

Tableau de la capacité de mouvement du bébé

2ᵉ partie : Mouvements	Bon	À vérifier
Des hanches (flexion, rotation, extension)		
Vertébral antérieur		
Vertébral postérieur		
Inclinaison latérale vertébrale		
Des trapèzes et des épaules (le foulard)		
Rotation de la tête		
Inclinaison de la tête		
Des membres supérieurs		
Des membres inférieurs		
Réflexe de succion		

Jeux du miroir (pour les enfants de près de 2 ans et plus)

L'enfant apprend par imitation. Pourquoi ne pas se servir du jeu pour vérifier la posture de votre enfant (selon son âge, bien sûr) ?

Vous êtes face à face et imitez tous les deux un soldat le plus droit possible, tout en étant confortable.

Observez

- La hauteur des épaules est-elle égale des deux côtés ?
- La hauteur du bassin au niveau des hanches est-elle égale ?
- Est-ce que la tête est bien centrée ?
- Y a-t-il un alignement vertical entre la tête, le sternum (partie antérieure du thorax), le nombril, le bassin et le centre entre les pieds : semble-t-il y avoir une harmonie de haut en bas et aussi de droite à gauche ?
- Est-ce que les jambes sont bien alignées et les pieds ont la même ouverture ?

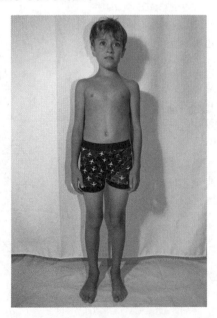

Dans le mouvement

Demandez-lui de regarder à droite, puis à gauche, et vérifiez si la capacité de rotation des deux côtés est similaire. Même chose en penchant la tête d'un côté puis de l'autre.

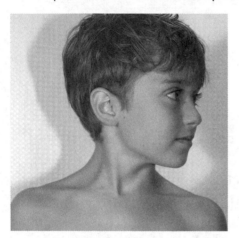 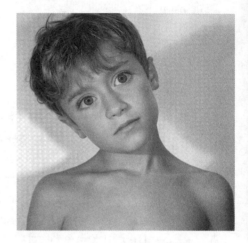

Observation de son dos

- Vérifiez si les épaules et les omoplates (les os à la partie arrière et supérieure de la cage thoracique, qui deviennent évidents quand nous allons nous gratter le bas du dos) sont à la même hauteur des deux côtés.

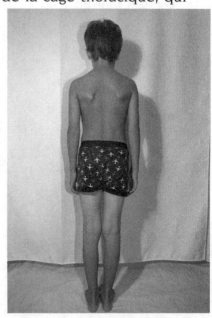

- Est-ce que la tête est bien droite quand nous regardons l'espace entre la tête et les épaules ?

- Est-ce que les épaules, ou le bassin, ou la tête semblent tournés d'un côté ?

Dans le mouvement…

Demandez à votre enfant de se pencher vers l'avant le plus loin possible, et observez s'il se penche bien droit, et si sa cage thoracique est bombée de façon égale des deux côtés.

En position droite (soldat), demandez-lui de se pencher sur un côté, puis sur l'autre, et observez si l'amplitude du mouvement est égale des deux côtés et si la courbure qui se dessine en forme de C est harmonieuse.

Demandez une rotation droite, puis gauche, du tronc, et vérifiez si c'est égal des deux côtés.

En position assise, les mains sur les coudes, demandez-lui une rotation du tronc vers la droite, puis vers la gauche et vérifiez si c'est égal des deux côtés.

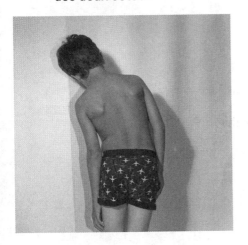
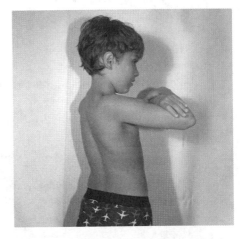
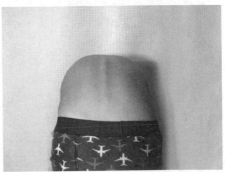

Posture et mouvements

Observer :	Bon	À vérifier
Hauteur des épaules		
Hauteur des hanches		
Position de la tête		
Alignement vertical (tête, sternum, nombril, bassin)		
Alignement des jambes et position des pieds		
Hauteur des omoplates		
Poids du corps égal sur les deux jambes		
Inclinaison vertébrale droite-gauche		
Rotation du tronc droite-gauche		
Rotation de la tête droite-gauche		

Le traitement en ostéopathie

Le traitement en ostéopathie est généralement doux, en particulier pour les enfants. À cause de la petite l'amplitude des mouvements du mécanisme respiratoire primaire, le travail de l'ostéopathe est difficilement observable pour les parents. Par contre, la démarche d'évaluation des mouvements – effectuée en début et en fin de traitement – permet de suivre l'évolution du bébé suite au traitement.

Il n'existe pas de généralités quant au nombre de traitements nécessaires pour dégager le système de ses mécanismes de contraintes. Chaque enfant a son histoire et sa propre capacité d'autorégulation. Néanmoins, suite à l'évaluation par un ostéopathe, celui-ci devrait être en mesure de mieux vous informer sur les besoins de votre enfant, ainsi que sur le nombre de traitements prévus. Généralement, plus le bébé est vu rapidement, entre autres pour le modelage du crâne, plus rapides seront les résultats.

L'ostéopathie comme toute profession a ses limites. Elle ne remplace en rien la médecine ni les autres professions au service des bébés (physiothérapie, ergothérapie, sages-femmes, infirmières, acupuncture, etc.). Elle est plutôt une médecine complémentaire et efficace, permettant de travailler en équipe afin d'optimiser l'expression de la santé.

Pendant le traitement en ostéopathie, les bébés sont généralement calmes et certains même vont jusqu'à s'endormir. Cependant, il arrive que certains bébés pleurent. Ils peuvent être inconfortables parce que l'ostéopathe agit au site du blocage. Comme parent, je vous invite dans une telle situation à encourager et à rassurer votre bébé tout en suivant bien les consignes de l'ostéopathe dans la suite thérapeutique. Comme certains adultes traités en ostéopathie qui nous informent de leur inconfort pendant le traitement, les bébés nous parlent... à leur manière. Par contre, le relâchement escompté devrait permettre l'amélioration du mouvement et du confort du bébé.

Afin de faciliter le traitement, je vous invite à choisir le temps le plus approprié pour le bébé, malgré l'irrégularité dans son horaire. Généralement, boire calme le bébé. Il est possible que l'ostéopathe vous propose d'allaiter votre bébé pendant qu'il le traite. Vous pouvez aussi prévoir un biberon pour la rencontre, si nécessaire. Exceptionnellement, certains symptômes pourraient s'exprimer davantage pendant les premières 48 heures suite au traitement. Le tout devrait se calmer après deux jours ou moins.

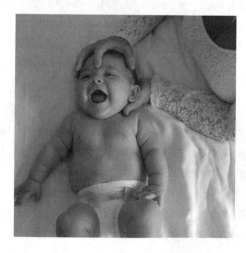

La plagiocéphalie (tête plate ou aplatie)

En 1992, l'*American Academy of Pediatrics* lançait sa compagne « Back to Sleep » traduite par « Dodo sur le dos ». Suite aux recommandations des pédiatres de coucher les bébés sur le dos, le nombre de morts subites du nourrisson a diminué de façon significative dans le monde entier.

C'est aussi en 1992 que la plagiocéphalie a connu une augmentation fulgurante. En effet, le nombre d'enfants de moins d'un an en bonne santé ayant développé une plagiocéphalie serait de 48 % !

La plagiocéphalie est parfois déjà visible à la naissance mais peut aussi se développer dans les premiers mois qui suivent la mise au monde. Un bébé qui a une tendance à tourner sa tête de façon plus marquée d'un côté est plus sujet à développer un aplatissement à l'arrière de la tête de ce même côté.

Il est possible de prévenir la plagiocéphalie avec quelques observations, précautions et vérifications de mouvement, notamment au niveau de la rotation et de l'inclinaison cervicale, comme cela a été proposé plus tôt dans ce livre.

Si votre bébé présente une difficulté dans ses mouvements de rotation ou d'inclinaison cervicale en particulier, il est plus sujet à développer une plagiocéphalie. L'ostéopathie pourrait être un moyen simple et efficace d'agir dès maintenant à titre préventif.

De plus sur son site internet de janvier 2010 la « Mayo Clinic » stimule l'implication des parents en leur suggérant de changer souvent la position de leur bébé, de le prendre dans leurs bras pour diminuer le temps où la tête est en appui, de le placer souvent à plat ventre dans les phases éveillées – et sous surveillance –, d'être créatif pour stimuler son mouvement de tête dans toutes les directions.

Vous pouvez vérifier en observant le crâne de votre bébé avec une vue supérieure, c'est-à-dire en le regardant du dessus, si une plagiocéphalie se développe dans le temps.

Caractéristiques de la plagiocéphalie

- Aplatissement de l'arrière du crâne d'un seul côté
- Bombement du front du même côté
- L'oreille avancée du même côté
- Un bombement de l'arrière du crâne du côté opposé à l'aplatissement
- Un œil plus grand que l'autre

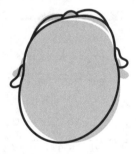

Bien que la croyance populaire veuille que cette forme de crâne aplatie disparaisse avec le temps, les études à ce sujet ont confirmé qu'il n'en est pas ainsi. L'aplatissement aurait même plutôt tendance à s'amplifier avec le temps.

Dr. Jane E. Carreiro D.O. mentionne que les causes des blocages entraînant le développement de cette forme de crâne proviennent soit de compressions intra-utérines ou de forces d'étirement ou de compression lors du travail et de l'accouchement. Il est alors indiqué de dégager autant la base du crâne, les os de la voûte (dessus de la tête) que le corps dans son ensemble.

Il y a donc moyen de prendre la situation en main. Les résultats de traitement en ostéopathie sont notables, surtout lorsque le bébé est traité le plus précocement possible.

D'ailleurs, la thèse de Sylvie Lessard Pht, D.O. démontre que, suite à quatre traitements en ostéopathie (incluant les conseils de positionnement), il y a une diminution significative de l'asymétrie du crâne pour les bébés de moins de six mois et demi.

Le torticolis congénital pouvant entraîner une asymétrie de la forme du crâne, il est pertinent d'observer rapidement l'apparition de ces signes : la tête est souvent ou toujours inclinée du même côté et le menton est dirigé du côté opposé.

Sa cause est habituellement une contraction de certains muscles du cou et un blocage à la base du crâne. Un accouchement long ou difficile ainsi qu'une dystocie[2] à la naissance sont souvent à l'origine du torticolis congénital.

D'ailleurs, le guide *Mieux vivre avec son bébé* 2014 mentionne que « Bébé a une nuque délicate mais doit être capable de tourner sa tête facilement à gauche et à droite. S'il bouge avec difficulté et qu'il semble avoir mal, il a peut-être un torticolis. Si la raideur persiste, un professionnel de la santé pourrait vous conseiller. »

Dans les cas de plagiocéphalie ou de torticolis importants, le travail d'équipe est de mise (médecin, physiothérapeute, ostéopathe, port de casque si nécessaire) pour aider le plus rapidement et efficacement possible votre bébé. Votre soutien est essentiel par la stimulation du plat ventre lors des phases éveillées et le positionnement du bébé lors de son sommeil. Parfois certains exercices sont recommandés par le professionnel consulté.

---

2 Dystocie : Difficulté de l'accouchement due à une anomalie maternelle ou fœtale. Réf : Petit Larousse illustré 2004.

Témoignage

Mon fils, Thomas, est né à 36 semaines. Dès sa naissance, il avait une préférence marquée pour un côté. J'avais l'impression qu'il était inconfortable de l'autre côté. Mon entourage et son pédiatre m'ont dit de ne pas m'inquiéter. J'ai donc attendu pour commencer les traitements d'ostéopathie. J'ai fait chaque jour les exercices que son pédiatre m'avait enseignés, mais Thomas avait beaucoup de difficulté. À quatre mois, son pédiatre a diagnostiqué une plagiocéphalie occipitale droite. Même s'il ne me recommandait que l'orthèse crânienne, je suis allée en ostéopathie. Après le premier rendez-vous, il tournait aisément la tête des deux côtés. Après le deuxième rendez-vous, il tournait sur le ventre et y restait sans pleurer pour la première fois. Thomas continue les traitements d'ostéopathie, et à chaque rendez-vous il gagne en motricité. Il a eu une orthèse crânienne, mais je suis convaincue que si j'étais allée en ostéopathie dès le début, il n'aurait jamais eu de plagiocéphalie.

Marie-France Montreuil

Les otites

Selon différentes sources, les otites sont la cause la plus fréquente de consultation médicale durant la petite enfance. Elles sont d'origine virale ou bactérienne et se manifestent par une inflammation de l'oreille moyenne qui peut impliquer ou non la présence d'un liquide derrière le tympan. Des symptômes tels la fièvre, la perte d'appétit, une douleur à l'oreille (votre bébé aurait tendance à se frotter l'oreille) ou l'inconfort sont généralement des signes d'infections aiguës.

Les oreilles font partie des os temporaux et contiennent les canaux auditifs et les trompes d'Eustache. Elles sont un important centre d'équilibre du corps ; elles permettent d'entendre et drainent les liquides sécrétés à l'arrière du tympan. Leur bon fonctionnement dépend en partie de l'efficacité des trompes d'Eustache.

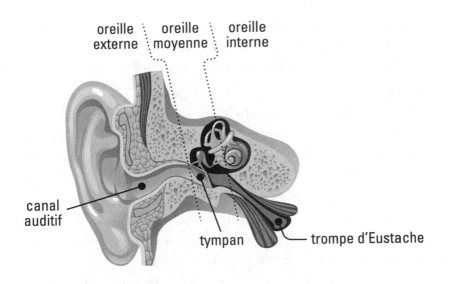

© iStock, image modifiée pour Patricia Reid.

L'orientation anatomique du canal auditif est plus horizontale et plus étroite chez le nourrisson et l'enfant que chez l'adulte, chez qui elle présente une orientation plus verticale. L'étude de Bluestone & Klein de 1995 « permet l'établissement d'une corrélation étroite avec la maturation de la position de la trompe auditive » et la diminution du nombre d'otites de façon significative après l'âge de six ans.

Il est possible pour l'ostéopathe de vérifier le mouvement des os du crâne afin de leur permettre (surtout à l'os temporal) de bien bouger, facilitant ainsi le mouvement de pompe et de drainage des oreilles et de la trompe d'Eustache.

Une étude de Sonia Roy D.O. démontre que le traitement ostéopathique semble réduire de 68 % le nombre d'otites, de 37,45 % le recours à la chirurgie et de 68 % le recours aux antibiotiques. L'étude menée sur 41 enfants reste une piste à explorer avec un échantillonnage encore plus grand.

L'étude de Chantal Morin, Erg., D.O., M.Sc. sur la dysfonction ostéopathique de l'os temporal et l'otite moyenne aigüe chez le jeune enfant en vue de l'obtention du grade de maître des sciences (M.Sc.) en science clinique conclut :

« Cette étude avait pour objectif de documenter la relation entre la dysfonction ostéopathique de l'os temporal et le développement de l'otite moyenne aigüe tout en tenant compte des facteurs de risque traditionnels. Les résultats démontrent qu'il y a une relation entre la présence de la dysfonction grave de l'os temporal (représente une impaction du temporal [aucune mobilisation permise], une réduction presque complète en rotation externe ou rotation interne ou une perturbation visible des différentes parties de l'os temporal) et la survenue de l'otite moyenne aigüe. D'autres études portant sur l'efficacité d'une intervention ostéopathique sont donc requises pour documenter la possibilité d'action sur ce facteur de risque en particulier de l'OMA. »

Si votre bébé fait des otites à répétition, des traitements en ostéopathie pourraient être une solution pour briser le cycle d'infections. Le suivi médical reste tout autant indiqué et, une fois de plus, le travail d'équipe est nécessaire pour préserver des oreilles en santé.

La prévention

Dre Viola Frymann parle de prévention de l'otite moyenne par le biais des soins en ostéopathie. En effet, lorsque le mouvement inhérent des os du crâne – en particulier le temporal – n'est pas présent, la fonction de la trompe d'Eustache est diminuée et les sécrétions de mucus sont retenues à l'intérieur des oreilles, créant aussi un terrain propice au développement d'infections.

Pour elle, « le traumatisme de naissance qui affecte 89 % des nouveau-nés à un degré plus ou moins grand se répercute sur l'occiput (base du crâne) et les temporaux (os des oreilles) ».

Nous avons donc tout intérêt à évaluer et traiter précocement en ostéopathie, et ce, même avant l'apparition de symptôme.

Témoignage

Notre fille Joannie est née en septembre 1991. Dès l'âge d'un an, elle a commencé à avoir des problèmes d'otites à répétition. À un an et demi, elle été opérée pour se faire poser des tubes qui devaient régler le problème. A trois ans et demi, il a fallu répéter l'opération. Cette fois-là, les résultats ont été meilleurs. Toutefois, quatre années plus tard, le problème d'otites à répétition recommençait. Lors d'une consultation avec Mme Reid, ostéopathe, pour des fins personnelles, nous avons parlé avec elle du problème de Joannie. Elle nous a alors conseillé de la faire traiter en ostéopathie, ce que nous avons fait. Après quelques consultations, le problème était disparu et n'est jamais revenu par la suite. Joannie a maintenant 23 ans et jouit d'une excellente santé !

Robert Guay   Chantal Huot

Les difficultés respiratoires

Essoufflés... je me demande bien pourquoi?

Courir avec aisance, spontanéité et plaisir fait généralement partie de la vie et de l'apprentissage des enfants. Ils sont très occupés dans leurs jeux et l'on observe parfois que certains courent plus qu'ils ne marchent.

Pourtant, pour les enfants asthmatiques, aux prises avec une ou des bronchites à répétition, il en va souvent tout autrement.

Si votre enfant a des difficultés respiratoires, vous avez sûrement déjà un diagnostic médical avec le traitement médicamenteux approprié. Pourquoi ne pas compléter avec des soins en ostéopathie?

Qu'est-ce que l'asthme?

L'asthme est une maladie respiratoire chronique caractérisée par l'inflammation et l'obstruction (partielle et réversible) des bronches. Les voies aériennes étant hypersensibles, elles réagissent en se contractant et en s'obstruant lorsqu'elles sont irritées, ce qui rend la respiration difficile. Cette obstruction des bronches peut entraîner plusieurs symptômes tels que de l'essoufflement, une oppression thoracique, une respiration sifflante, de la toux et des sécrétions (mucus).

Témoignage

Avant de rencontrer Mme Reid, j'avais du mal à faire du sport, comme si j'avais des poumons miniatures et qu'il n'y avait pas assez d'air qui entrait. Ce n'était vraiment pas agréable. J'avais hâte à chaque séance pour pouvoir me sentir mieux et plus énergique. Maintenant, c'est résolu. J'ai la force de pratiquer des sports et de m'amuser comme je le veux. J'utilise moins mes pompes et je me sens plus heureux.

Jérémy Demers, 10 ans

La bronchite

La bronchite se caractérise par une inflammation des bronches, les conduits qui mènent l'air inspiré de la trachée aux poumons. L'inflammation rend la respiration plus difficile, car les parois des bronches sont enflées et produisent une quantité importante de mucus. La bronchite s'accompagne d'une toux profonde.

Jusqu'à maintenant, les recherches sur l'impact de l'ostéopathie pour les difficultés respiratoires ont été faites sur un nombre restreint de sujets. Une tendance semble néanmoins se dessiner dans ces conclusions : le traitement en ostéopathie peut agir au niveau du thorax dans son ensemble, du diaphragme thoracique (muscle de la respiration), des vertèbres cervicales (pour dégager le nerf phrénique... celui-ci agit sur le diaphragme thoracique et la respiration) ainsi qu'à la base du crâne (pour dégager le nerf vague qui agit sur les poumons). Jane E. Carreiro mentionne aussi l'importance des voies respiratoires supérieures (nez, bouche, gorge).

J'ai rencontré dans ma pratique plusieurs enfants asthmatiques (certains depuis la naissance) qui devaient prendre une médication importante reliée à cette problématique. Certains se levaient même toutes les nuits pour demander leurs pompes, étaient en constant état de fragilité respiratoire (un simple rhume pouvant entraîner une crise d'asthme allant parfois jusqu'à l'hospitalisation sous tente d'oxygène).

Mon expérience clinique me permet de constater les bienfaits de l'ostéopathie pour les enfants ayant des difficultés respiratoires.

J'ai maintes fois été étonnée par la diminution de la prise de médicaments et du nombre de crises d'asthme chez ces enfants suite aux traitements en ostéopathie. De plus, ces jeunes patients ont remarqué une amélioration de la qualité de leur sommeil (et celui de la mère aussi !) et de leur mieux-être global ! Je peux les comprendre… respirer, quel bonheur !

Prenez note qu'un miracle est peu probable en une seule rencontre, et que plusieurs interventions sont souvent nécessaires pour le soulagement de l'enfant asthmatique, notamment en raison de la chronicité de la maladie. Aussi, un entretien minimal de deux à trois rencontres par année est recommandé une fois que le corps a retrouvé son équilibre.

L'ostéopathie ne guérit pas l'asthme mais aide le corps à mieux vivre avec et à diminuer ses symptômes. L'investissement pourrait permettre d'économiser beaucoup d'énergie, de temps et de prise de médicaments pour une meilleure santé globale de l'enfant. Toute la famille risque de mieux respirer !

Le système digestif

Le système digestif est une sorte d'usine de transformation tout en longueur à travers laquelle les aliments ingérés passent, pour être transformés en énergie et en nutriments nécessaires au bon fonctionnement du corps.

Ses structures

Le système digestif est constitué de la bouche, de l'œsophage, de l'estomac, du pancréas, de la vésicule biliaire, du foie, de l'intestin grêle, de l'appendice, du gros intestin et finalement de l'anus.

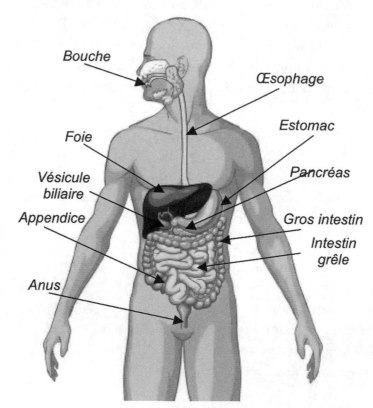

© OOZ – Fotolia, image modifiée pour Patricia Reid.

Son bon fonctionnement est influencé par la vascularisation (les veines et artères), par l'innervation (ces nerfs qui agissent comme des fils électriques afin d'envoyer du « courant » et des commandes) ainsi que par la mobilité de ses structures anatomiques.

L'aventure de naissance étant parfois plus difficile que prévu pour le bébé, celle-ci peut entraîner certains blocages. Et malheureusement, « les problèmes digestifs des bébés sont si fréquents que trop souvent considérés comme normaux. »

Certains problèmes digestifs peuvent se manifester, dont des difficultés lors de l'allaitement.

La difficulté lors de l'allaitement

Il arrive que certains bébés présentent une difficulté à téter sur les deux seins, parfois sur un seul sein, et parfois même au biberon. Il se peut que votre bébé ait un frein de langue trop court ; cependant, il est possible de tenter de dégager les structures en lien avec le fonctionnement de la langue de façon naturelle, par le biais de l'ostéopathie *avant* une intervention chirurgicale. L'ostéopathe pourra alors vérifier la souplesse de la langue et de son frein ainsi que les structures impliquées dans le mécanisme de succion et de déglutition.

Il est logique de croire qu'une difficulté de rotation ou d'inclinaison cervicale soit en lien avec un blocage au niveau de la base du crâne et des premières vertèbres cervicales. Ceci peut limiter le confort du bébé ainsi que son efficacité lors de l'allaitement. C'est en effet à cet endroit que passent les nerfs qui permettent à la langue, aux muscles du visage, de la mastication et de la déglutition, de bien faire leur travail.

Lorsque l'ostéopathe arrive à dégager le mouvement des structures à la source des symptômes de difficulté de succion ou de déglutition, bébé retrouve généralement sa capacité naturelle réflexe à moins, bien sûr, d'un problème dont la cause n'est pas mécanique.

D'ailleurs Caroline Malo D.O. mentionne qu'après trois traitements en ostéopathie, la majorité des enfants vus dans le cadre de son projet de recherche ont effectivement amélioré leur prise de poids et leur succion.

L'ostéopathie est une voie à explorer pour améliorer la qualité de vie des bébés ayant une difficulté de succion.

Témoignage

Mon bébé Eloi, à l'âge de 4 mois, avait déjà été hospitalisé à deux reprises suite à deux bronchiolites et une suspicion de pneumonie. Lors de son hospitalisation il a eu droit à une ponction lombaire (pour le dépistage de la méningite) et à la médication indiquée par voie intraveineuse. Il était aux prises avec un sévère problème de succion qui m'a empêché de l'allaiter dès la naissance.

De retour à la maison, suite à l'hospitalisation, notre bébé buvait deux onces à chaque heure et demie. Il pleurait beaucoup et refusait de dormir le jour. Confrontée à un sentiment d'impuissance j'ai tenté le tout pour le tout et consulté en ostéopathie, suite aux recommandations du médecin.

La rencontre avec Mme Reid m'a procuré un grand soulagement parce que, sur place, Eloi s'est mis à boire avec un appétit et une efficacité que je n'avais encore jamais constatés chez lui auparavant. Les jours suivants le traitement, j'ai vu mon bébé capable de sourire, de bouger avec plaisir et aisance, en plus de le voir lever la tête à plat ventre. Il avait enfin du plaisir à prendre son bain. Son rythme de boire s'est transformé, facilitant ainsi son sommeil.

Une maman soulagée et comblée, merci de tout cœur.

Geneviève Boivin

Il en est de même pour certains autres problèmes digestifs des bébés, dont le reflux gastro-œsophagien (RGO), les coliques, les vomissements, la régurgitation et les pleurs du bébé ayant des maux de ventre.

Reflux gastro-œsophagiens (RGO), coliques, vomissements, régurgitations, pleurs du bébé

Les problèmes digestifs peuvent se présenter sous plusieurs formes, allant de simples inconforts à des pleurs importants, en passant par des vomissements. Il est parfois étonnant de constater la puissance des vomissements en jets sortant d'un si petit corps !

Intolérance alimentaire (à la protéine bovine ou autres)

Un bébé qui pleure beaucoup reste un défi pour les parents et la famille souvent impuissants devant une telle situation. La consultation médicale est recommandée afin d'éliminer la présence d'un problème médical pouvant être soulagé rapidement.

Par contre, il arrive que les parents se retrouvent sans véritable solution ou piste de réponse en lien avec les douleurs ou les difficultés de leur bébé.

Dans un premier temps, si votre bébé présente des signes de difficultés digestives, je vous invite à vérifier s'il fait une intolérance aux produits laitiers ou à la protéine bovine. Il est alors proposé à la mère qui allaite d'éliminer de son alimentation le lait, le fromage, le yogourt, la crème et la crème glacée, ainsi que le bœuf et le veau, et ce, pour une période de trois semaines consécutives (temps requis pour l'éliminer de son système).

Si votre bébé va mieux, est plus calme et digère bien, il est possible qu'il soit intolérant aux produits laitiers ou à la protéine bovine.

Puis, vous pouvez réintroduire les aliments un à un (un par semaine suffit), tout en restant à l'écoute de la réaction de votre bébé. S'il est nourri avec des formules de lait, demandez conseil au médecin sur le produit à choisir pour votre bébé (généralement un lait sans protéines bovines).

Il arrive qu'un problème de reflux gastro-œsophagiens (RGO), de coliques, de vomissements ou de régurgitations chez un bébé découle d'une difficulté de mouvement de certaines structures anatomiques spécifiques, entre autres au niveau des os de la base du crâne et de la première vertèbre cervicale. Sur le plan anatomique, ces zones influencent notamment le fonctionnement du nerf vague (X) qui joue un rôle important sur le plan digestif et est responsable, entre autres, d'envoyer l'influx nerveux à l'œsophage, au pylore (première partie de l'estomac), à l'estomac, au foie et aux intestins. Il est à noter que l'ostéopathe fera sa vérification du corps dans son ensemble, de la tête aux pieds.

Coliques

Au lieu du 5 à 7 traditionnel de détente, les coliques entraînent souvent un 6 à 9 de travail de réconfort nécessaire au bébé !

Les études mentionnent que celles-ci sont caractérisées par des pleurs et de l'irritabilité que l'on n'arrive pas à calmer, des gaz, des signes d'inconfort au niveau du visage et de tout le corps, comme le repli des jambes sur le ventre. Les coliques apparaissent généralement au cours du premier mois de vie du bébé, avec une intensification vers deux mois et disparaissent vers quatre ou cinq mois... Elles durent souvent trois heures par jour, environ trois jours par semaine.

En présence de température, de diarrhée ou de vomissements abondants, la consultation médicale en urgence est recommandée.

Si les symptômes de coliques n'inquiètent pas votre médecin mais vous donnent du fil à retordre, sachez que l'ostéopathie pourrait vous venir en aide afin retrouver calmement vos 5 à 7 !

En effet, au cours de mon expérience clinique, j'ai souvent remarqué que de dégager la structure du bassin, les vertèbres lombaires et l'abdomen, ainsi que le nerf vague (souvent coincé à la base du crâne pour le bébé), a permis de faciliter la fonction digestive et ainsi rendre votre bébé plus confortable malgré l'immaturité de son système digestif.

Constipation

Le nombre de selles, chez les bébés à terme, est de une à sept par jour. Puis, pour les enfants et les adultes, la fréquence considérée comme normale se situe entre trois par jour et trois par semaine. Bien que le syndrome de constipation ne soit pas bien défini, l'inconfort perçu chez votre enfant reste un signe à écouter.

Si vous croyez que votre enfant souffre de constipation, il est indiqué, dans un premier temps de consulter son médecin afin d'éliminer des causes organiques.

Il se peut que l'enfant nourri au sein ne fasse pas de selle chaque jour, et en l'absence de signes d'inconfort, il n'y a pas lieu de s'inquiéter.

On parle de problème de constipation si l'enfant n'a pas évacué deux journées d'affilée, si ses selles sont dures et qu'on perçoit un inconfort.

La constipation chez les nourrissons et les enfants est fréquente et constitue 25 % des consultations chez les pédiatres gastro-entérologues (Jane E. Carreiro).

Il est recommandé, dans un premier temps, d'aider le corps à évacuer par les moyens proposés par le médecin ou le pharmacien, puis de réajuster l'alimentation selon l'âge de l'enfant (un peu de jus de pruneaux, des aliments riches en fibres, des graines de lin moulues, ou, simplement, boire un peu plus d'eau).

Mes années de pratique en ostéopathie m'ont permis de constater à multiples reprises l'impact positif de ma pratique sur les enfants et les adultes aux prises avec des problèmes de constipation. En effet, le fait de dégager les structures du bassin ainsi que les muscles du plancher pelvien (si vous avez accouché, vous les connaissez !), les vertèbres lombaires ainsi que le mouvement des intestins, permet de libérer le flot sanguin et les nerfs qui s'occupent de leur bon fonctionnement.

Reflux gastro-œsophagiens (RGO), régurgitation et vomissements

Selon les statistiques, 70 % à 80 % des nourrissons régurgitent durant les premiers mois de leur vie. C'est généralement le signe d'un « trop-plein de lait », d'une quantité équivalente à une cuillère à soupe. Les régurgitations de ce type ne sont pas une anomalie en soi. Elles peuvent aussi être dues à l'immaturité de la valve entre l'œsophage et l'estomac, celle-ci devenant généralement mature vers un an.

La prise de poids de votre bébé reste un excellent indice de sa santé.

Alarme…

Par contre, lorsque les régurgitations sont teintées de bile (jaune ou verdâtre), de sang ou de vomissements répétés et en jets, il est important de consulter le médecin. Il pourrait s'agir de reflux gastro-œsophagiens (RGO). Le bébé peut devenir très irritable et pleurer pendant ou après les repas, saliver en quantité industrielle (la salive agit en protecteur contre l'acidité qui remonte dans l'estomac), s'étouffer fréquemment, tousser, râler (respiration bruyante) et même avoir une pneumonie.

Au secours de la machine à laver ! Ou… pour s'économiser du travail !

Sachez que l'ostéopathie pourrait offrir une solution aux reflux gastro-œsophagiens (ceux-ci ont souvent avantage à être soignés en complémentarité avec la médication conseillée par le médecin), à la régurgitation fréquente et aux vomissements.

Selon une étude russe, menée par la neuro-pédiatre Valentina Karpova M.D. en 2013 en vue de l'obtention de son diplôme d'ostéopathe portant sur l'impact du traitement ostéopathique sur le syndrome de régurgitation chez des bébés, « Nous avons prouvé que le traitement combiné est plus efficace que le traitement allopathique isolé, car l'ostéopathie offre une possibilité d'agir sur les causes du syndrome et non pas sur ses conséquences. »

Le nerf vague et son influence digestive

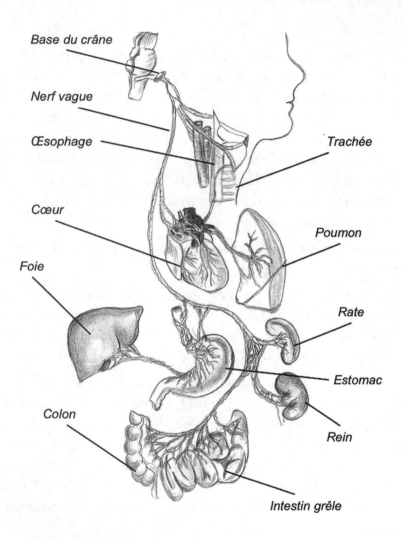

Base du crâne

Nerf vague

Œsophage

Trachée

Cœur

Poumon

Foie

Rate

Estomac

Colon

Rein

Intestin grêle

© Dessin de Line Bisaillon pour Patricia Reid.

De plus, l'ostéopathe sera en mesure de vérifier le mouvement du diaphragme thoracique afin de s'assurer qu'il s'exprime de façon symétrique et harmonieuse des deux côtés à cause de son influence mécanique directe avec l'œsophage et le cardia (début de l'estomac).

En effet, selon Dr. Jane E. Carriero, une partie du diaphragme thoracique (hiatus œsophagien) agit comme une cravate autour de la partie inférieure de l'œsophage et une tension ou un manque de mobilité du diaphragme peuvent créer une tension limitant la liberté de mouvement et perturbant ainsi la fonction de la jonction œsophage/estomac au niveau du sphincter[3] que l'on appelle le cardia.

Un blocage pourrait entraîner une difficulté de ce sphincter de se refermer, permettant ainsi au lait de remonter dans l'œsophage et de sortir de façon spontanée. On appelle souvent cette difficulté un problème de fermeture ou de mouvement du clapet.

Si vous choisissez de consulter un ostéopathe pour ce problème, il pourra vérifier les structures en lien avec les symptômes identifiés remontant le plus possible vers la source mécanique du problème.

....

3   Sphincter : Anatomie : Muscle en forme d'anneau qui ferme ou resserre un orifice du corps.

Témoignage

Déjà, ayant à peine deux jours de vie, notre petite fille semblait avoir des troubles au niveau du système digestif. Son père et moi avons pu constater assez rapidement des symptômes bien semblables aux reflux gastro-œsophagiens, qui sont engendrés par une formation inachevée du cardia, petit orifice empêchant la remontée des aliments de l'estomac vers l'œsophage. Comme notre premier enfant en a souffert également, ce n'était pas inconnu pour nous.

Pour un parent, vivre avec un nouveau-né qui a ce problème, n'est pas de tout repos. Encore moins pour une mère qui allaite. L'enfant ne boit pas bien. Il est toujours raide, n'arrive pas à téter comme il faut puisque le lait remonte, l'étouffe et brûle dans la gorge. Le bébé ne semble jamais en paix, puisqu'il est constamment dérangé par ces brûlements.

Ceci dit, après avoir entendu parler des bienfaits de l'ostéopathie qui permet de lutter, entre autres, contre le déséquilibre du système, nous avons décidé de consulter. Seulement deux visites furent nécessaires et déjà une nette amélioration s'est faite sentir. La petite n'a plus autant de reflux et semble beaucoup plus détendue lors des boires, une certaine harmonie dans les divers systèmes s'est rétablie. Bref, un grand soulagement pour tous.

Eve Poirier

Le canal lacrymal

Le canal lacrymal est situé à la partie supérieure et interne de l'os de la joue (malaire), tout près du nez (os lacrymal). Il est à la partie inférieure et interne de l'orbite (la cavité qui habite l'œil).

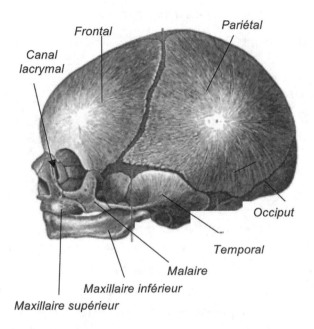

Frontal — Pariétal — Canal lacrymal — Occiput — Temporal — Malaire — Maxillaire inférieur — Maxillaire supérieur

© Diane Parent pour Patricia Reid.

L'ostéopathe agit de façon spécifique et locale par des micro-pompages afin de permettre le mouvement entre ces différents os.

Jusqu'à ce jour, aucune étude clinique particulière à ce symptôme n'a été répertoriée. Par contre, les résultats cliniques que j'ai constatés, tout comme ceux de mes collègues, me permettent de croire que l'ostéopathie est un excellent moyen de dégager le canal lacrymal d'un bébé.

Témoignage

« Suite à mon accouchement, ma fille de quelques semaines de vie a subi des traitements d'ostéopathie pour régler plusieurs choses. Elle avait les yeux qui coulaient constamment. Après un seul traitement pour le canal lacrymal, ses yeux se portaient beaucoup mieux et ne coulaient plus quotidiennement. »

Joëlle, maman de Noémie

Hum… c'est louche !

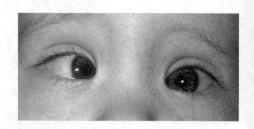

Il est considéré comme normal sur le plan médical qu'un bébé louche momentanément d'un œil ou de l'autre en alternance jusqu'à deux mois. Si cela persiste au-delà de cette période ou que c'est toujours du même œil et/ou de façon permanente, il est important de consulter rapidement votre médecin.

Pour un bébé, avoir les « yeux croches » ou faire du strabisme n'est pas simplement un problème esthétique. Si le problème persiste au-delà de deux à trois mois, cela risque de compromettre ses capacités visuelles et d'avoir des répercussions à long terme.

En effet, un œil qui louche donnera l'impression au bébé de voir double et le cerveau annulera l'image de l'œil déviant, empêchant ainsi de voir en trois dimensions. Faites vous-même l'expérience… et promenez-vous dans la maison avec un œil fermé ou caché et vous *verrez* la différence.

Le strabisme, qui affecte 4% des enfants, peut avoir des conséquences importantes s'il n'est pas traité dans les premières années de vie, et un travail d'équipe est conseillé.

L'ostéopathe, de son côté, pourra vérifier le mouvement des os du crâne en lien avec les muscles oculaires ainsi que ce qui peut les influencer de près ou de loin selon la vision de globalité du corps propre à cette profession.

Témoignage

Mon fils de 2 ans et demi avait l'habitude de faire des culbutes dans son lit à l'heure du dodo. Suite à quelques acrobaties ratées où sa tête a cogné durement contre le mur, il s'est mis à loucher. Allant chez l'ostéopathe pour mon bébé, j'ai appris que ce problème pouvait être réglé par l'ostéopathie. Le traitement s'est fait tout en douceur (mon fils en redemandant même le lendemain!). Quelques jours seulement après notre rendez-vous, l'amélioration de son strabisme était flagrante. En un seul traitement, mon fils ne louchait presque plus et nous avons évité avec soulagement de lui faire porter des lunettes.

Marianne Boivin

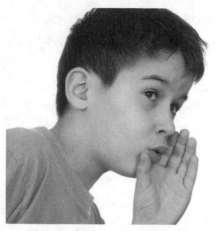

Les troubles de langage, parlons-en !

Je ne prétends pas en connaître beaucoup sur l'orthophonie et j'ai beaucoup d'admiration et de respect pour cette profession. Elle est riche en possibilités d'intervention auprès d'une clientèle de tous âges. Je compte ici aborder plus spécifiquement ce qui peut être complémentaire entre les deux professions (ostéopathie et orthophonie), au service des enfants.

Mme Annie Bertrand, M. SC (A), S-LPCc, orthophoniste parle de Troubles Orofasciaux Myofonctionnels ou de TOM.

Avec humour, je vous demande si vous pouvez reconnaître TOM comme faisant partie de votre famille. TOM naît à cause d'un problème de déglutition (fonction d'avaler), à cause d'habitudes orales nuisibles (entre autres sucer son pouce au-delà de 3-4 ans) ou d'une posture labiale (position des lèvres) ou linguale (de la langue) déficiente au repos. Ces dernières sont les meilleures initiatrices de malocclusion et sont déterminantes pour les différents patrons-moteur (mastication, déglutition et parole) réf King et al. 1991, 1995, Ghafari, 1997.

Pour produire les sons la bouche, la mâchoire, l'épiglotte (située à l'arrière de la bouche en forme de clapet) ainsi que la langue doivent être en mesure de se positionner de façon précise et coordonnée, selon la famille de sons à produire.

TOM se pointe le bout du nez lorsque au repos la bouche est trop largement ouverte ou trop serrée en fermeture.

Mon expérience clinique, ainsi que mes lectures plus spécifiquement en lien avec l'anatomie et la mécanique de l'articulation de la parole et des troubles de langage, m'amènent à comprendre comment l'ostéopathie peut être en mesure d'aider les enfants ayant ces difficultés.

Partons simplement du principe que la structure et la fonction sont étroitement interreliées.

Anatomie de l'articulation de la parole

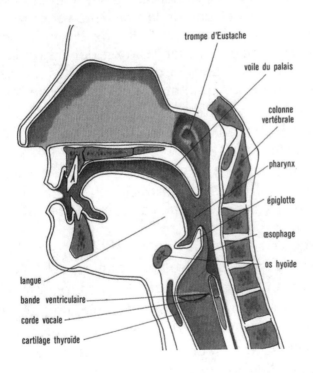

La production des sons et de la parole est influencée par :

- Les cavités nasales et orales (nez et bouche, incluant les amygdales et le palais) ;
- Les muscles de la langue et des lèvres et de l'expression faciale ;
- Le larynx et ses cartilages (à l'avant du cou) ;
- L'os hyoïde : cet os en forme de fer à cheval sous le menton est gardé en place par un système complexe de muscles et de ligaments qui relient la langue, l'os temporal, les muscles du larynx, le sternum, les clavicules. Il est situé au niveau de la troisième vertèbre cervicale et supporte la langue et le larynx. Il joue donc un rôle important pour chasser TOM en dehors de la maison. En effet, l'équilibration de cet os et des muscles environnants permet une meilleure fonction de l'organe de la parole. ;
- Les plis vocaux (plus communément appelés les « cordes vocales ») ;
- L'épiglotte (sa capacité de bien bouger empêche l'entrée de nourriture dans la trachée pendant la déglutition par le larynx qui se soulève et l'épiglotte qui s'incline).

L'impact d'un blocage au niveau de ces structures anatomiques sur la santé du corps reste un aspect à considérer, tant sur la plan préventif que curatif. Il est pour moi logique de croire qu'un bébé ayant, par exemple, une déviation de la mâchoire, une difficulté de succion, qui s'étouffe souvent ou qui a la langue toujours sortie est plus susceptible de se retrouver aux prises avec un problème de phonation à cause des structures mécaniques impliquées dans ce travail complexe.

En résumé, comme parent il est bon de consulter un ostéopathe si le visage de votre bébé ou de votre enfant est asymétrique et affiche un désalignement de la mâchoire, si la tête est inclinée ou tournée toujours du même côté, si votre bébé a eu une fracture de la clavicule, s'il s'étouffe souvent ou s'il a de la difficulté à lever la tête à plat ventre. Intervenir en bas âge par le biais de l'ostéopathie pourrait peut-être éviter des problématiques beaucoup plus importantes au fil du temps. Très simplement, pensons à l'estime de soi d'un enfant ayant une difficulté de langage ? Peut-on lui éviter ce passage difficile ?

Prenez note que le développement du crâne est rapide de la naissance à 2 ans, puis plus lent jusqu'à 13 ans mais se poursuit encore jusqu'à 20 ans et que, généralement, plus nous intervenons en bas âge, plus le résultat est rapide et important.

Selon mon expérience clinique, le travail d'équipe en orthophonie, en orthodontie et en ostéopathie permet d'optimiser les interventions des uns et des autres, et souvent permet au traitement d'être plus court dans le temps, donc de dépenser moins d'énergie pour votre enfant... et pour vous, accompagnateur !

L'importance de la position ventrale

Il est important de coucher les bébés sur le dos pour les siestes et durant le sommeil de nuit. Par contre, durant le jour, lorsque votre bébé est éveillé et que vous êtes tout près, il est primordial qu'il soit placé en position ventrale.

La position couchée sur le ventre est très importante pour plusieurs raisons.

Tout d'abord, elle favorise le développement des muscles du cou du bébé et l'aide à tenir sa tête droite et bien relevée De plus, cette position pourrait aider l'arrière du crâne à prendre sa forme normale et à stimuler une bonne harmonie entre la tête, le cou et le thorax.

Elle favorise le développement des muscles du dos qui sont essentiels pour les activités contre gravité (assis, à genoux, debout, etc.). La position sur le ventre favorise une bonne mobilité de la cage thoracique et de la colonne vertébrale et aide ainsi à améliorer la posture. De plus, elle contribue au développement du diaphragme, qui est le muscle de la respiration.

En étant couché sur le ventre, votre bébé se redresse et allonge ainsi ses muscles abdominaux. Cette phase préliminaire d'allongement lui permettra par la suite de contracter ses muscles avec vigueur.

Comme cette position favorise l'allongement de la chaîne antérieure et du système digestif, elle facilite une bonne digestion et aide souvent dans les cas de reflux gastro-œsophagiens.

Après les boires, toutefois, il préférable d'attendre au moins 30 minutes avant de placer votre bébé sur le ventre.

La position sur le ventre aide également beaucoup dans les cas de plagiocéphalie, car elle diminue l'appui au niveau de la zone aplatie et permet un remodelage de la tête grâce à l'action des muscles du cou.

Explorer la position ventrale prépare votre bébé à ramper et faire du 4 pattes.

Lorsqu'il est couché sur le ventre, en appui sur ses mains, votre bébé développe les arches de ses mains, ce qui influence ses apprentissages futurs (dextérité fine, écriture, manipulation, etc.).

La position ventrale stimule la vision et aide à tenir la tête droite pour avoir l'horizontalité du regard (pas d'inclinaison de la tête).

Finalement, cette position stimule votre bébé à un monde de découvertes et de nouveaux apprentissages. Même si au début cette position est moins bien tolérée, il est important de persévérer pour qu'il apprenne à l'aimer et qu'il devienne agile et confortable.

Si votre bébé éprouve une difficulté de mouvement au niveau cervical, il est logique de croire qu'il sera moins sujet à apprécier la position à plat ventre. C'est pourquoi il est bon d'avoir plusieurs trucs dans son sac.

Trucs pour stimuler la position ventrale

Pour imager l'importance du plat ventre, imaginez que cette étape est comme les fondations d'une maison. C'est sur cette fondation que viennent se poser les autres étapes de construction neuro-motrice de votre enfant. Quand les fondations de la maison sont droites et solides, le reste de la construction risque d'être droite et solide aussi. Quand les fondations sont fragiles, cela risque de se répercuter en amont et les joints risquent de «craquer» à répétition dans la maison. Des réparations risquent alors d'être nécessaires, alors pourquoi ne pas partir sur des bases solides?

Je vous invite donc à participer de façon active à soutenir la construction neuro-motrice de votre enfant en le plaçant à plat ventre de 15 à 20 fois par jour pour 5 minutes, dans ses phases d'éveil et sous supervision. Si vos efforts et ceux de votre bébé ne sont pas récompensés à leur juste valeur, l'ostéopathie pourrait permettre de dénouer les blocages qui empêchent le développement neuro-moteur. Faisons équipe pour la santé des enfants!

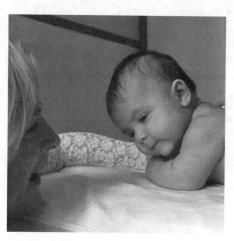

Installez-vous couché sur le dos avec votre bébé **à plat ventre sur votre poitrine** et parlez-lui. Son désir d'être en contact avec vous le stimulera dans son effort de soulever la tête pour vous regarder.

Vous pouvez aussi l'installer au bout de votre lit, de façon sécuritaire, où il lui sera plus facile de vous voir si vous êtes accroupi devant lui. Encore une fois, parlez-lui, montrez-lui des jouets et encouragez-le dans ses efforts contre la gravité.

Assoyez-vous et installez votre bébé **à plat ventre en transverse sur vos cuisses**. Vous pouvez bouger lentement les cuisses afin de stimuler ses réflexes d'adaptation. Soulevez légèrement les cuisses et relâchez-les rapidement provoquant un effet de surprise stimulant souvent le rire chez le bébé. À essayer !

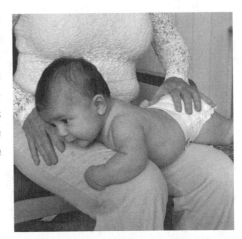

La **position anti-colique** reste une position favorable au travail des muscles postérieurs du dos, permet au bébé de mieux voir et facilite la stimulation du plat ventre. Heureusement, les muscles des bras de la mère et du père se solidifient graduellement avec la prise de poids du bébé ! Profitez-en donc pour commencer tôt cet exercice.

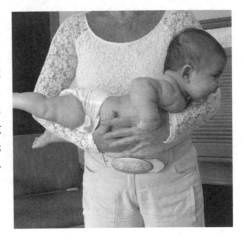

L'ostéopathie, le mouvement et votre enfant

Les enfants sont presque continuellement en mouvement, et la façon dont ils bougent est différente pour chacun. Ces mouvements sont influencés par plusieurs facteurs tels que le bagage génétique, le tonus musculaire, la personnalité et les stimulations que chacun reçoit dans son environnement.

Afin d'alléger le texte de ce chapitre, nous avons simplement énuméré ici certains points de repères du développement neuro-moteur dans la vision du soutien possible par l'ostéopathie. Vous pourrez compléter à votre guise votre prise d'informations par des ouvrages détaillés sur le développement de l'enfant que vous trouverez en référence en annexe.

Ce guide vous donne des repères en fonction de l'âge. Sachez que ces repères peuvent varier d'un bébé à l'autre; le vôtre ne fera peut-être pas les mouvements au même moment que son frère, que sa sœur ou que son voisin. De plus, ces repères s'adressent aux nouveau-nés à terme. Dans le cas de prématurité, veuillez considérer l'âge corrigé jusqu'à ce que l'enfant ait atteint l'âge de 2 ans.

Les mouvements exécutés par celui-ci vont l'aider à réussir des étapes motrices et il est idéal qu'il réussisse toutes ces étapes ; il est important, par exemple, de ramper ou de prendre la position assise avant de se mettre debout.

Finalement, la qualité des stimulations est aussi importante que la quantité. Évitez d'utiliser des accessoires tels que les soucoupes ou les sièges d'appoint. Laissez plutôt votre bébé jouer au sol dans plusieurs positions, c'est l'environnement le plus riche pour le stimuler. Jouez avec votre bébé pour favoriser son développement et vous en sortirez tous les deux gagnants.

Nouveau-né

Le nouveau-né est encore replié sur lui-même, comme dans le ventre de sa mère.

Ses bras et ses jambes sont fléchis. Les mouvements qu'il fait sont spontanés et n'ont pas beaucoup d'amplitude.

Un réflexe lui permet de redresser momentanément la tête s'il est couché sur le ventre.

Ses capacités :

- Ouvrir les mains, occasionnellement ;
- Tourner la tête autant à gauche qu'à droite (petite amplitude) ;
- Prendre la position couchée sur le ventre quelques instants et décoller la tête du matelas ;
- Avoir des périodes d'éveil et un regard vif, communicateur ;
- Avoir une bonne succion.

1 mois

Il a la capacité d'allonger ses jambes et ses bras un peu plus.

Il peut tourner la tête à mi-chemin entre l'épaule et le menton (45°) et doit la tourner **autant du côté gauche que du côté droit**.

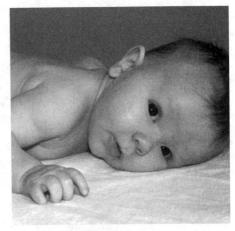

Le bébé d'un mois a la capacité de relever la tête pour de courts instants et peut ainsi la tourner de chaque côté lorsqu'il est sur le ventre.

Dès l'âge d'un mois, il est important de **mettre le bébé sur le ventre lorsqu'il est éveillé** pour de courtes périodes, et ce, plusieurs fois par jour.

En favorisant la position sur le ventre très tôt, vous l'aiderez à apprécier cette position qui lui demande des efforts. La position ventrale doit être stimulée sous étroite supervision et ce, à tout moment.

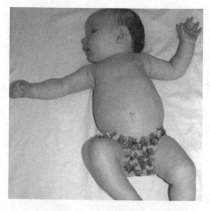

2 mois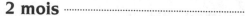

Le bébé est dans une période d'asymétrie ; sur le dos il a souvent un bras plié et l'autre étendu avec la tête tournée du côté où le bras est étendu (il regarde sa main). C'est un réflexe de son système nerveux. Le tout disparait avant 6 mois.

Sur le dos, il tourne la tête des deux côtés, autant à gauche qu'à droite, en amenant le menton jusqu'à l'épaule.

C'est le début du contrôle vision, audition, moteur. Il commence donc à regarder vers l'endroit d'où les sons qu'il entend proviennent.

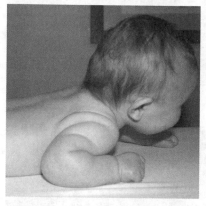

Placé sur le ventre en votre présence, le bébé de 2 mois redresse sa tête jusqu'à 45°, il la dégage complètement du matelas.

S'il a de la difficulté à maintenir la position sur le ventre, un petit rouleau ou votre appui (une main placée sous le thorax) peut l'aider à apprivoiser cette position. En lui donnant un appui, vous permettez au bébé d'exécuter un meilleur redressement à partir de la tête vers son bassin ;

Il suit du regard la personne qui s'approche de lui et commence à suivre les objets des yeux avec attention.

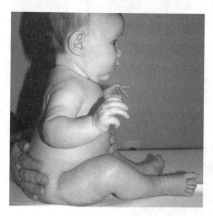

Le bébé ouvre les mains de plus en plus. Le réflexe d'agrippement qui est toujours présent lui permet d'agripper votre doigt si vous stimulez l'intérieur de sa main. Il n'a pas encore la capacité de tenir volontairement un objet.

En position maintenu assis, il maintient sa tête 15 secondes dans l'axe de son corps.

3 mois

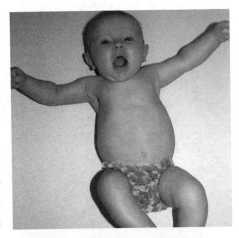

C'est une période de changements où le bébé commence à faire des mouvements volontaires; il amène ses deux mains à sa bouche, touche son ventre et ainsi débute l'exploration de son corps.

Couché sur le dos, le bébé de 3 mois est maintenant capable de maintenir sa tête au centre sans rotation ni inclinaison, car les muscles de son cou sont plus forts.

Sur le ventre, il redresse la tête jusqu'à 90° et peut la tourner autant à gauche qu'à droite.

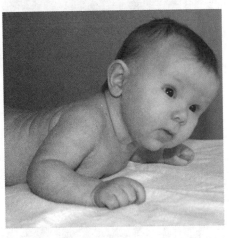

Il est en appui sur ses avant-bras (coudes derrière les épaules) et peut se retourner accidentellement sur le dos.

Il commence à sourire et à rire, et vous aussi !

Il fait quelques sons : A, E, U et commence à gazouiller.

Il suit maintenant bien les objets du regard avec son mouvement de tête.

Il frotte souvent ses pieds l'un contre l'autre.

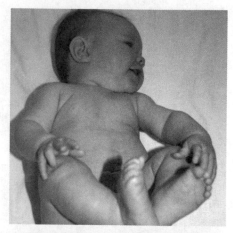

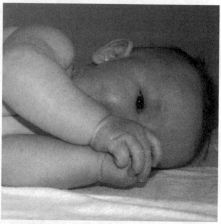

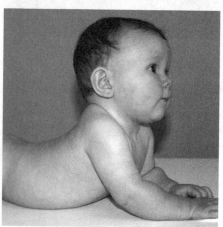

4 mois

À 4 mois le bébé a maintenant la capacité de **toucher ses genoux avec ses mains**, car ses muscles abdominaux commencent à être plus forts.

Cette position peut favoriser les roulades sur le côté et initier le mouvement pour aller sur le ventre.

Il peut aussi amener un objet à sa bouche.

A partir de l'âge de 4 mois, il est possible de laisser le bébé **couché sur le côté** lors de périodes de jeux et d'éveil, sous votre supervision. Cette position dénote un développement harmonieux entre les abdominaux et les muscles du dos et lui permet un appui pour sentir le côté de sa tête.

Sur le ventre, le bébé de 4 mois peut maintenant maintenir sa tête et se redresser jusqu'au niveau du haut du dos en appui sur ses avant-bras avec les coudes en ligne avec les épaules.

Ses mains sont ouvertes et il commence à agripper des objets.

À cet âge, il est important de continuer à **mettre le bébé sur le ventre** sous supervision et à augmenter la fréquence et la durée des périodes de jeux au sol. Pour pratiquer les roulades, faites-le tourner du dos au ventre aussi souvent que possible plutôt que de simplement le déposer au sol sur le ventre.

5 mois

Avec des abdominaux de plus en plus forts, le bébé de 5 mois **amène ses pieds à ses mains**.

Il rit fort, aux éclats.

La préhension au contact apparait (ex : il tient sa bouteille).

Il sautille lorsqu'on le tient debout.

Il porte ses mains ou des jouets à sa bouche.illustration

Il bouge sa tête de gauche à droite avec un bon contrôle et une amplitude complète de 180°, soit d'une épaule à l'autre, autant sur le ventre que sur le dos.

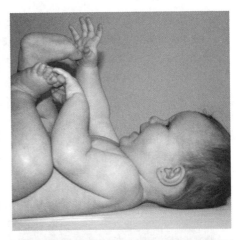

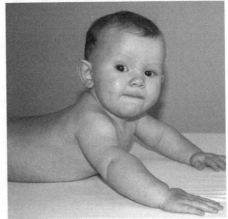

Le bébé de 5 mois fait **des mouvements de nage** et se balance sur son abdomen avec les bras derrière lui car il a développé une bonne musculature du dos.

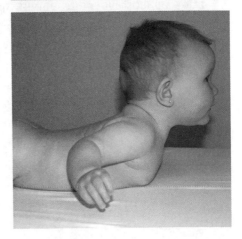

Parfois, il peut **rouler du dos au côté et du dos au ventre**, ces nouveaux mouvements sont excellents pour le préparer à ramper.

Attention ! C'est une période où il faut redoubler de vigilance pour éviter les chutes d'un lit ou de la table à langer.

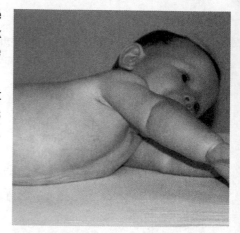

Le bébé de 5 mois peut commencer à prendre **la position assise** quelques instants sous surveillance.

Il a besoin d'appui sur les mains pour se stabiliser et tombe souvent. Un coussin placé autour de lui l'aide à maintenir cette position et à explorer son environnement d'une nouvelle façon.

La position assise doit être pratiquée au sol avec des appuis que l'on pourra retirer graduellement au fur et à mesure que s'améliore son équilibre.

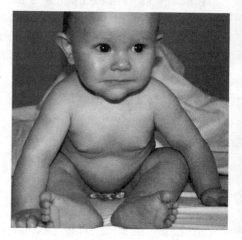

Par contre, il faut être attentif et éviter de le stimuler dans cette position pour une trop longue période ou de le stimuler avec des accessoires qui le maintiennent assis sans permettre le mouvement.

Surveillez les signes de fatigue ; si votre bébé se redresse moins bien ou qu'il incline la tête de côté, il est temps de lui donner une période de repos.

6 mois

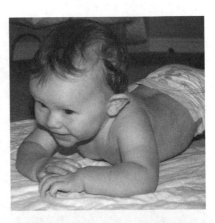

Au sol, le bébé de 6 mois explore de plus en plus et est en mouvement de façon active.

Sur le ventre, il se soulève très haut, les bras tendus et peut parfois de repousser vers la position 4 pattes.

Il initie les mouvements pour **ramper** la plupart du temps à reculons en se poussant avec ses bras.

Il est maintenant capable de **rejoindre un jouet avec sa main**, en élevant son bras lorsqu'il est sur le ventre et ce, des deux côtés.

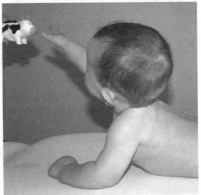

Le bébé de 6 mois peut faire des roulades du dos au ventre plus facilement qu'à 5 mois. S'il n'y arrive pas lui-même, stimulez ce mouvement en le faisant rouler sur le ventre à chaque changement de couche, par exemple, ainsi qu'à chaque fois que vous le déposez au sol.

Il se tourne aussi du ventre au dos.

Couché sur le dos, il touche à ses pieds et les met dans sa bouche.

Couché sur le dos, il lève la tête, le menton rentré de quoi nous rendre envieux de la force de leurs abdominaux !

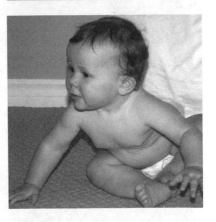

Le bébé commence maintenant à garder la **position assise de façon plus stable**. Il maintient un meilleur contrôle de la tête dans cette position.

Il commence à avoir les réactions pour se protéger en avant et sur les côtés avec sa main au sol.

Il transfère les jouets d'une main à l'autre.

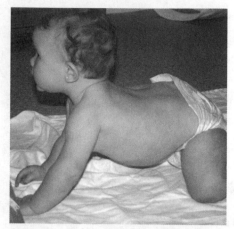

7 mois

À 7 mois, le bébé est très actif ; il **roule, pivote et essaie de s'asseoir**.

Parfois, il commence à ramper sur de courtes distances.

Sur le ventre, le bébé se pousse avec ses bras pour prendre la position à 4 pattes.

Parfois à cet âge, si le bébé a une bonne force musculaire, il peut passer de 4 pattes à assis.

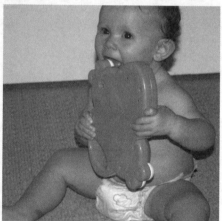

En position assise, le bébé de 7 mois est assez stable pour **manipuler un jouet**.

Il est important que les jambes du bébé soient en rotation externe ou allongées devant lui.

La position dite en « W » avec les pieds vers l'extérieur est à corriger dès le début, le bébé ne doit pas se fixer dans cette position.

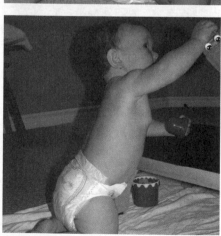

À 7 mois, certains bébés plus forts peuvent prendre la **position debout** en se tirant avec les bras à partir de la position à genoux.

8 mois

Le bébé est maintenant **très stable en position assise et peut manipuler des objets dans cette position**.

Il devrait pouvoir prendre la position assise seul à partir d'une position où il est couché sur le ventre.

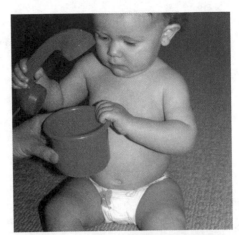

À 8 mois l'enfant utilise de plus en plus **le 4 pattes** pour se déplacer.

Il est important de vérifier que la position à 4 pattes est symétrique (en appui sur les deux genoux et les deux mains) et d'éviter les mauvaises habitudes (se déplacer en sautant sur les fesses ou avec une jambe repliée).

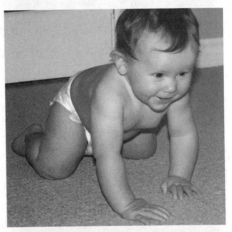

Le bébé de 8 mois peut prendre la position **à demi à genoux** en s'appuyant sur un petit banc.

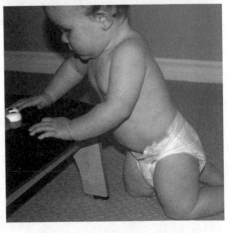

Il est capable de **se relever en position debout en se tirant avec les bras**.

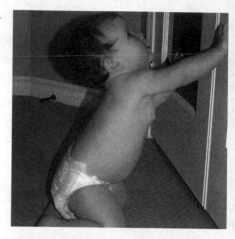

Le bébé peut **se tenir debout en s'appuyant sur un meuble**, par exemple.

Il est recommandé de le laisser se développer à son rythme. Il ira de lui-même explorer la position debout lorsqu'il sera prêt.

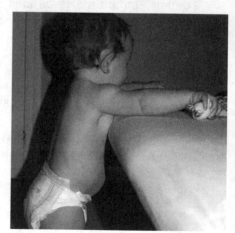

9 mois

Le bébé de 9 mois peut maintenant **passer de 4 pattes à assis et de assis à 4 pattes**.

Il combine les activités motrices fines (manipuler un objet) et grossières (marcher à 4 pattes) pour explorer l'environnement.

Il grimpe dans un escalier à 4 pattes mais a de la difficulté à le descendre, il est d'ailleurs important de lui enseigner à descendre à reculons.

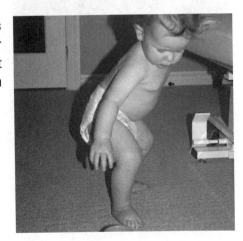

Le bébé se **déplace le long des meubles** et peut lâcher une main pour aller saisir un objet au sol. Il devrait être capable de revenir en position accroupie.

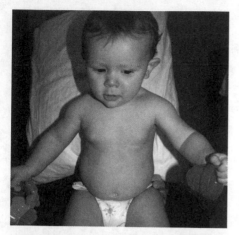

10 mois

Le bébé de 10 mois utilise la position assise pour jouer de façon très stable et **peut s'asseoir sur un petit banc**.

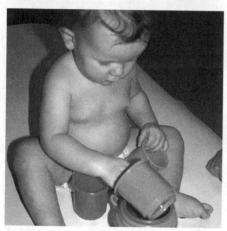

Il **manipule les jouets dans cette position de façon plus précise** et aime jouer à mettre des contenants les uns dans les autres.

Le déplacement à 4 pattes est son principal moyen de locomotion, il est de plus en plus stable, rapide et fait ses mouvements de transition plus rapidement (assis à 4 pattes, 4 pattes à debout, etc.).

Debout, le bébé de cet âge a moins besoin de prendre appui pour arriver à garder sa position.

11 mois

Le bébé de 11 mois est très stable assis et utilise cette position seulement pour manipuler des objets de façon plus précise.

Il peut s'asseoir sur un petit banc et en redescendre.

Il **joue aussi beaucoup à genoux**, sans support, avec un bon contrôle du tronc.

Il préfère souvent jouer en position accroupie.

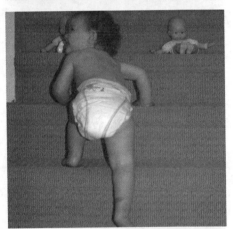

Le bébé de cet âge a maintenant la capacité de grimper et réussit à s'asseoir sur une marche d'escalier.

Si votre bébé a de la difficulté à faire le 4 pattes, lui faire **monter l'escalier** est une bonne façon de le stimuler.

Le bébé de 11 mois est capable de marcher en poussant une chaise ou en étant **tenu par les mains**.

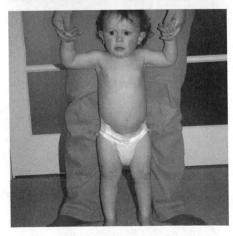

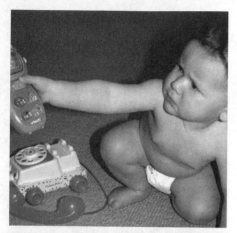

12 mois

À 12 mois, le bébé est **rarement dans la même position**. Il est maintenant excellent dans les positions de transition et les utilise pour jouer assis, à 4 pattes, à genoux, accroupi et debout.

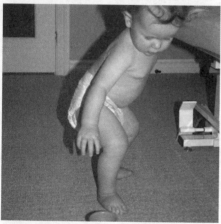

Il arrive à **se tenir debout sans appui** et peut parfois faire quelques pas seul.

L'acquisition de **la marche autonome** se fait entre 12 et 15 mois. Il est déconseillé de stimuler la marche et préférable de laisser l'enfant évoluer à son propre rythme. Il perfectionnera son patron de marche jusqu'à 18 mois, au moment où il pourra mieux contrôler la vitesse (course) et la direction du mouvement.

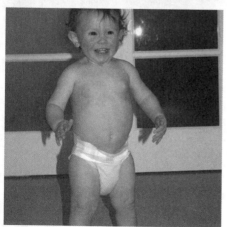

Avec **la marche**, l'enfant continue à explorer son environnement. Toutes les étapes motrices exécutées précédemment vont l'aider à avoir un meilleur équilibre, une meilleure coordination et des mouvements harmonieux qui l'aideront dans la pratique de ses activités sportives, artistiques et intellectuelles.

Le mouvement c'est la vie !

18 mois

Il est capable de s'asseoir seul sur une petite chaise.

Il grimpe maintenant sur une chaise d'adulte, mais il a parfois besoin d'aide pour en descendre.

Pour se tenir en équilibre, ses pieds sont de plus en plus rapprochés.

Il tombe moins fréquemment.

Sa démarche devient plus harmonieuse.

Il est capable de marcher de côté et de reculons de manière plus stable.

2 ans

Sa démarche se rapproche de celle de l'adulte (pieds plus rapprochés, balancement des bras, changement facile de direction sans tomber).

Il a parfois tendance à marcher sur la pointe des pieds, de **façon sporadique**.

Il est capable de courir plus facilement et de s'arrêter sans tomber.

Il essaie de sauter sur place et s'amuse à sauter la dernière marche de l'escalier.

3 ans

Sa démarche est maintenant similaire à celle de l'adulte, avec des pas plus courts et plus rapides.

Son arche plantaire est bien formée.

Il réussit à marcher à reculons sur une grande distance.

Il marche sur la pointe des pieds (avec des pas plus courts) sur une plus longue distance et de **façon sporadique**.

Il court plus facilement et de façon plus harmonieuse, plus rapidement, également, même sur une surface accidentée.

Il monte et descend les escaliers avec aisance.

4 ans

Comme un adulte, il s'assoit directement sur la chaise.

Sa démarche est bien intégrée (comme celle de l'adulte) et il est capable de marcher sur les talons.

Sa course s'effectue de façon harmonieuse et est bien contrôlée.

Il fait de la bicyclette à l'aide de roues stabilisatrices.

5 ans

Il marche en suivant le rythme de la musique.

Il court plus rapidement.

Il est à l'aise à monter et descendre des escaliers sans appui.

Son équilibre est bien développé, il peut commencer à circuler à bicyclette sans les roues stabilisatrices.

Conclusion

Après plus de 22 années d'expérience clinique comme ostéopathe, je constate encore chaque jour que l'ostéopathie est un moyen doux et efficace pour soigner les bébés et les enfants afin de les aider à exprimer leur plein potentiel de santé, quelles que soient les difficultés auxquelles ils sont confrontés.

Je vous souhaite de faire confiance à votre instinct quand celui-ci vous alerte que quelque chose cloche ; avec les outils concrets d'observation de votre bébé, vous êtes en mesure de former autour de vous et de votre enfant une équipe de professionnels compétents en qui vous avez confiance, et qui inclue un ostéopathe...

Avec bienveillance, veillons sur nos enfants sans les « surveiller ».

Pour moi, le corps est comme un instrument de musique et nous sert de moyen d'expression. Le corps a SA note juste et chacun fait partie de la symphonie de la Vie. À chacun d'ajuster son instrument de façon régulière. « Un *esprit sain dans un corps sain* » est gage de liberté d'être, de liberté de penser et de liberté d'agir.

À la santé des bébés, adultes en devenir...

Notes

....

....

....

....

....

....

....

....

....

....

....

....

....

....

....

....

....

....

Bibliographie

Amiel-Tison (C), et Gosselin (J), *Développement Neurologique de la naissance à 6 ans, Manuel et grille d'évaluation*, Coédition avec Elsevier Masson, 2007

American Academy of Pediatrics : *Task Force on Infant Positioning and SIDS. « Positioning and Sudden Infant Death Syndrome (SIDS) : Update »*, Pediatrics Vol. 98 No. 6 December 1996.

Bluestone (C.D.) & Klein (J.O.), *Otitis media in infants and children*, Saunders (Philadelphia),1995

Carreiro (J.E.), *Une approche de l'enfant en médecine ostéopathique*, Sully, 2006.

Centre Cardinal-Villeneuve, Service de Physiothérapie, *L'enfance en mouvement, Le Développement moteur de la naissance à 5 ans*, 1989

De Notariis (M), Regarde - Moi - *Le développement neuromoteur de 0 à 15 mois*, Éditions De L'hôpital Sainte-Justine, 2008.

Deblois (M), Juneau (C), *L'aventure du mouvement, Programme en déficience motrice cérébrale, Clientèle enfants-adolescents*, 2007.

Doré (N) et Le Hénaff (D), *Mieux vivre avec son enfant de la grossesse à 2 ans, Guide pratique pour les mères et les pères*, Institut national de santé publique, 2009.

Dr Jean Turgeon, Pédiatre CHU Sainte-Justine, *Bien grandir*, juillet-août 2008.

Dr Jean Turgeon, Pédiatre CHU Sainte-Justine, *Bien grandir*, septembre 2009

Dr Jean Turgeon, Pédiatre CHU Sainte-Justine, *Bien grandir*, avril 2010

Frymann (V.N.), *Collected Writings*, American Academy of Osteopathy, 1999. Frymann (V.N.), *L'ostéopathie en hommage aux enfants*, Éditions Spirales, Collection Tradition et recherches en Ostéopathie, 2000.

Frymann (V.N.), *The Flat Head syndrome*, Back to Sleep, L'Ostéopathie précisément, 2006.

Glöcker (M) et Goebel (W), *L'ENFANT, Son développement, ses maladies, Un guide médical et pédagogique*, Éditions Anthroposophiques Romandes, 1993.

Le Service des ressources, Direction des service aux jeunes et à la famille, Centre jeunesse de Laval, *Grille du développement de l'enfant 0-18 ans et des activités favorisant son évolution*, juin 2000.

Marier (J), Deblois (M), Juneau (C), Index par mois et par activités de L'aventure du mouvement, Programme en déficience motrice cérébrale, Clientèle enfants-adolescents, Institut de réadaptation en déficience physique de Québec, 2007.

Miller (R.I.), Clarren (S.K.), Long-Term Developmental Outcomes in Patients With Deformational Plagiocephal, Pediatrics. Vol. 105, No. 2, 2000

Persing (J), James (H), Swanson (J), Kattwinkel (J), Prevention and Management of Positional Skull Deformities in Infants, Pediatrics, Vol 112, No 1, 2003.

Pierre Martin, Éléments de phonétique avec application au français, Les Presses de l'Université Laval, 1996.

Solano (R), Le nourrisson, l'enfant et l'ostéopathie crânienne, Maloine, Paris, 1986.

Solano (R), Ostéopathie pour les bébés, Pourquoi Quand et Comment?, Belgique : Marabout. 2002.

Still (A.T.), Autobiography, copyright. Still 1908.

Still (A.T.) Philosophie de l'ostéopathie, Éditions Sully, 2003

Sutherland (W.G.), Contributions of thought, Edited by A.S. Sutherland, 1967.

Sutherland (W.G.), With Thinking Fingers, Journal, The Cranial Bowl, Mankato, Minnesota, 1954.

Sweedijk (F), Bekaert (W), Posterior Positional Plagiocephaly and an Osteopathic Approach, The Magazine of the Dutch Osteopathic Association, Edition 4, no. 1, 2003

Université Laval, Johanna-Pascale Roy et Mélanie Savard, Notions fondamentales de phonétique et phonologie, été 2010.

Volpe J.J., Neurology of the Newborn, 3rd Edition, WB Saunders, Philadelphia, 1995.

Thèses

Grégoire, S. et Quenneville, C. Le torticolis congénital chez les nourrissons : étiologie, anatomo-physiologie et profil ostéopathique crânien. Collège d'Études Ostéopathiques de Montréal. 1993.

Lessard (S) et al, Thèse sur la Contribution de l'ostéopathie sur les asymétries crâniennes chez les nourrissons, Collège d'Études Ostéopathiques de Montréal. 2007.

Malo (C), D.O. Étude sur L'impact du traitement ostéopathique sur le réflexe de succion et la prise de poids du nourrisson ayant des troubles d'allaitement, Collège d'Études Ostéopathiques de Montréal. 2008.

Roy (S), Thèse sur L'impact du traitement ostéopathique chez les enfants qui souffrent d'otites à répétition et en attente de chirurgie pour myringotomie, Collège d'Études Ostéopathiques de Montréal. 2002.

Croteau (A) et Robinson (P.-J.), L'effet du traitement ostéopathique précoce sur la condition neuromotrice et neurosensorielle du nouveau-né ayant vécu une naissance non-conventionnelle, Collège d'Études Ostéopathiques de Montréal. 2004.

Trottier N. The effectiveness of osteopathic manual treatment in the conservative management of infants with deformational plagiocephaly and congenital muscular torticollis [M.Sc. M3 - MR88230] : University of Calgary (Canada); 2012.

Sites Internet

Army Medical Obstetric & Newborn Care I – Scribd http ://www.scribd.com/doc/12932032/Army-Medical-Obstetric-Newborn-Care-I

JAMA 1998, Factors Associated with Transition to non-Prone sleep positions... http ://jama.ama-assn.org/content/280/18.toc

Kidshealth.ogr, Positional Plagiocephaly www.kidshealth.org/parent/general/sleep/positional_plagiocephaly.html

Kidshealth.ogr, Sudden Infant Death Syndrome www.kidshealth.org/parent/general/sleepsids.html

La plagiocéphalie positionnelle et la position du sommeil, Synthèse de la déclaration de la Société canadienne de pédiatrie (www.cps.ca), le Médecin de famille canadien. www.cfpc.ca/cfp/2003/Sep/vol49-sep-resources-4_fr.asp ?

Mayo Clinic http ://www.mayoclinic.org/pediatrics-rst/craniofacial.html

National Institute of Child Health & Human Development www.nichd.nih.gov/helth/topics/posional-plagiocephaly.cfm

Neurosurgerytoday.org/what/patient_e/occipital.asp www.msss.gouv.qc.ca/

Sudden Infant Death Syndrome www.n/m.nih.gov/medecineplus/eng/article/0001566.htm

The Canadian Foundation for the Study of Infant Deaths. Number of SIDS deaths in Canada :1990-1999. http ://www.sidscanada.org/statistics.html (version à jour au 2 novembre 2001).

http ://search.who.int/Benchmarks for Training in Osteopathy

Références et lectures supplémentaires

Atlani-Soyer et Vidal, Dans le mouvement !, Éditions Hatier, 1990.

Bly, Lois, Motor Skills Acquisition in the First Year, Therapy Skill Builders, San Antonio, 1994.

Deblois, M., Juneau, C., L'Aventure en mouvement, Institut de réadaptation en déficience du Québec, 2006, format DVD.

Dr Gagey et al. Le petit Larousse des enfants de 0 à 3 ans, Larousse, 2010.

Dr Masi & Dr Cohen, Jouer avec votre bébé, Édition Broquet, 2002.

Fenwick, E., Association médicale canadienne, Mon bébé, je l'attends, je l'élève, Sélection du Reader's digest, 2002.

Ferland, Francine, Le développement de l'enfant au quotidien, du berceau à l'école primaire, Éditions CHU Ste-Justine, 2004.

Les physiothérapeutes, Programme enfants / adolescents déficience motrice, L'enfance en mouvement, institut de réadaptation en déficience du Québec, 2005.

Pour que votre enfant soit entre bonnes mains...

membre d'Ostéopathie Québec

Ostéopathie Québec est la seule organisation canadienne à utiliser le Référentiel international de formation des ostéopathes établi par l'Organisation mondiale de la Santé (OMS) pour attester la formation de ses membres.

Pour trouver un ostéopathe reconnu, au Canada :

www.trouver-osteopathe.ca

En Europe :

Fédération Européenne des ostéopathes

www.efo.eu

Achevé d'imprimer
au mois de septembre 2015
sur les presses de l'imprimerie Norecob
à Saint-Jules (Québec).